急救知识掌中宝

（中西医结合图文视频版）

主　审	李　俊			
主　编	丁邦晗	刘荃乐		
副主编	邓秋迎	曾瑞峰	陶兰亭	李志尚	朱德才
编　委	丁邦晗	刘荃乐	邓秋迎	曾瑞峰	凌传仁
	刘云涛	张　伟	黄满花	朱　晶	刘青艳
	郭艳枫	李志尚	李焕梅	李成辉	陈百坚
	郑丹文	胡辰晨	谭展鹏	原　铁	陶兰亭
	朱德才	韩丽琳	宋莉萍	杨　敏	段艳锋
	李晨晓				

人民卫生出版社

·北京·

图书在版编目（CIP）数据

急救知识掌中宝：中西医结合图文视频版 / 丁邦晗，刘荃乐主编 . —— 北京：人民卫生出版社，2022.6

ISBN 978-7-117-32959-0

Ⅰ.①急… Ⅱ.①丁… ②刘… Ⅲ.①急救 – 中西医结合疗法 Ⅳ.① R459.7

中国版本图书馆 CIP 数据核字（2022）第 045677 号

人卫智网 **www.ipmph.com**	医学教育、学术、考试、健康，购书智慧智能综合服务平台	
人卫官网 **www.pmph.com**	人卫官方资讯发布平台	

急救知识掌中宝（中西医结合图文视频版）
Jijiu Zhishi Zhangzhongbao
（Zhongxiyi Jiehe Tuwen Shipin Ban）

主　　编：丁邦晗　刘荃乐
出版发行：人民卫生出版社（中继线 010-59780011）
地　　址：北京市朝阳区潘家园南里 19 号
邮　　编：100021
E - mail：pmph @ pmph.com
购书热线：010-59787592　010-59787584　010-65264830
印　　刷：中农印务有限公司
经　　销：新华书店
开　　本：850×1168　1/32　**印张**：5.5
字　　数：97 千字
版　　次：2022 年 6 月第 1 版
印　　次：2022 年 7 月第 1 次印刷
标准书号：ISBN 978-7-117-32959-0
定　　价：59.00 元

打击盗版举报电话：**010-59787491**　　E-mail：**WQ @ pmph.com**
质量问题联系电话：**010-59787234**　　E-mail：**zhiliang @ pmph.com**
数字融合服务电话：**4001118166**　　E-mail：**zengzhi @ pmph.com**

序　言

——每个人都可以是急救英雄

生命是一个过程，生老病死是人生的基本轨迹。从事急诊急救工作的我们，每天都见证生命的逝去和生命的奇迹。在救治结束后，我们常常陷入沉思，如果时光能倒转，他/她还有机会活下来吗？

生命是一个过程，只要开始，总有终止的那一天，这是自然规律。

生命是一个过程，影响到这个过程的因素很多，如遗传因素、个人生活习惯、医疗条件、个人经济条件等，这些因素的作用大小不一，影响最大也是可以通过个人努力而迅速改变的是个人生活习惯，这是养生最重要的着力点。

生命是一个过程，很多人可以活到高寿，颐享天年；少数人遭遇疾厄，寿折中年。

生命是一个过程，总与医疗、医院、医生相关。从事急诊急救的我们，常常感受到生命的脆弱和医学的无力。像心搏骤停这类病症,中国每年发生55万例,但救治成功率停留在1%,数十年没能提高。

改革开放以来,中国经济、社会快速发展,已经一跃成为经济总量第二的全球性大国,医学水平也得到快速提升,尤其是危重症的院内救治水平已经与发达国家差距不大。在此背景下,为什么我国心搏骤停等急危重症的救治成功率仍然是比较低的水平呢?这不能不令我们深思,更需要我们想方设法提升救治成功率。

影响心搏骤停患者救治成功率的关键因素是开始心肺复苏的时间。心搏骤停后,1分钟内开始心肺复苏,90%的人可以救活;4分钟内开始心肺复苏,50%的人可以救活;6分钟内得到有效心肺复苏,只有10%的患者可以救活;10分钟才开始心肺复苏,心搏骤停的患者几乎不能救治成功。

人人都知道,当有人需要急救时,呼叫"120",由急救人员到现场急救。从呼叫120电话,到医务人员到达现场的平均时间是15～20分钟,与能救活患者所需要的4～6分钟差之甚远,这也就是心搏骤停救治成功率极低的原因。

如何破解这个难题?只有心搏骤停的第一目击者迅速投入到心肺复苏等急救中,心搏骤停患者才有机会救活。

很遗憾的是,我国心肺复苏等急救技能的培训普及还不够,第一目击者多是"袖手旁观",能伸手救人者少。细究其原因,主要是普通公众得到急救知识和急救技能培训的机会少,不懂得如何伸手去救。由我院急诊科丁邦晗教授带领急诊同事编写的《急救知识掌中宝(中西医结合图文视频版)》,通俗易懂,适合于不是医学专业的普通民众学习和掌握,在遇到急症时能够自救,也能够救人。

　　急救是每个人的事,每个参加急救的人都可以成为急救英雄!

李　俊
庚子年春于广州

前　言

急救往往被认为是急救或急诊医务人员的事。在医务人员到达现场之前,时间是极为宝贵的,哪怕错失短短的几分钟,本可复活的生命就可能再也没有机会救活。

作为急诊科医生,我们发现,普通民众是不知道如何进行简单的急救操作以帮助自己或他人。为此,在医院的支持下,我们急诊团队开始携带模拟人和自动体外除颤器(automated external defibrillator,AED)走进校园、社区、工厂和企事业单位,面对面,手把手地教大家学习徒手心肺复苏等技能;并与广东广播电视台等媒体合作录制了几期家庭急救类的节目,以供观众学习。

虽然平时的急诊急救工作很忙,但坚持急救科普一直是我院急诊科青年文明号成员的自觉使命。2019 年,在广东省科技厅的支持下,依托广东省中医院建成的美国心脏协会(American Heart Association,AHA)急救培训基地,建立了广东省中西医结合自救互救科普培训中心,定期对公众开放,由 AHA 培训导师和广州市 120 急救中心的培训导师进行心肺复苏、海姆立克急救法、止血包扎等常用急救技能进行培训,深受学员们的喜爱。

除了上述急救技能,很多学员还希望学习更多的急症家庭自救互救的技巧。也有很多的中小学校长和老师希望在文化课之外能教授学生更多的对人生有益的课程,如急救常识等,但苦于没有合适的教材,没办法有效实施。有鉴于此,我们组织急诊培训团队编写了这本急救科普读物。本书分为三篇:第一篇主要介绍了常见急症家庭自救互救,第二篇讲述了居家和旅行必备应急用品与药物;第三篇介绍了传染病个人防控的知识要点。

第一篇共有 29 章,每个急症为一章,由概述、快速识别、应急处理、中医应急处理、注意事项 5 部分内容组成,全篇将生涩的医学语言通俗化,让每位读者均能读懂。一些常见的急救操作还附有视频,可以通过扫描二维码或通过微信小程序自行观看学习。

本书可供在校学生、普通公众学习。希望每个不是专业从事需要急救的朋友们,通过阅读此书,以及观看与此配套的急救培训视频,可以学会常用的自救互救技能,在每一个碰到需要急救的场合时能勇敢地伸出你的双手,挽救他人的生命。

普及急救技术,是我们每个专业医务人员的责任,任重而道远;学习急救知识,掌握并随时可应用急救技能是现代社会每个普通公众为社会做贡献的一个着力点。正如李俊教授所言,每个人都可以是急救英雄。我相信,您也是!

最后,感谢广东省科技厅立项支持中西医结合自救互救重大创新平台科普教育活动!感谢关心支持急救科普的社会各界!也感谢同道们的辛勤付出!

丁邦晗　刘荃乐

2021 年 10 月

目　　录

急救知识

■ 第一篇

常见急症自救互救

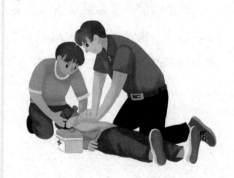

第一章　心搏骤停

扫码学习心搏骤停急救知识

心搏骤停急救知识

一、概述

心搏骤停是指心脏泵血功能突然终止，随后呼吸停止，全身器官缺血、缺氧，导致人体死亡。救治心搏骤停的方法是心肺复苏术，其关键有两个方面：第一时间胸外心脏按压和第一时间电复律（体外除颤）。

二、快速识别

心搏骤停后，1 分钟内进行有效心肺复苏，90% 的患者可以救活；4 分钟内开始心肺复苏，50% 的患者可以救活；6 分钟内开始心肺复苏，只有 10% 的患者可以救活；10 分钟以上才开始心肺复苏,几乎无人可以救活。

第一时间开始有效心肺复苏是提升救治成功率的关键,故而要在第一时间能识别出心搏骤停。

出现以下任意一种情况,提示心搏骤停:

1. 患者突然倒地,没有任何反应。

2. 患者无反应,无呼吸(呼吸时候胸廓无正常起伏)。

3. 患者无反应,无大动脉搏动(特指颈动脉)。

三、应急处理

发现有人心搏骤停,第一目击者应该马上进行心肺复苏术,才有可能救活患者。如果发现却不及时抢救,等急救人员来施救,生还的希望比较渺茫。以下是应急处理的主要内容。

(一)应急处理顺序

对于非医务人员来说,遇到需要抢救的患者时容易惊慌、不知所措,故掌握抢救次序很重要。当发现有人倒地、无反应时,请按以下顺序进行抢救。

1. 拨打"120"急救电话,明确告知具体什么地点有什么样的人需要急救,电话拨通后保持电话处于免提模式。

2. 大声呼喊,请求附近人来帮助一起施救。

3. 确保抢救环境安全和施救者人身安全,反对不顾自身安全施救。

4. 检查患者,并确认患者需要心肺复苏术,如拍打或摇晃患者肩膀并大声问:"你怎么了,你醒醒!"患者无反应,观察患者胸部有无起伏;如胸部无起伏,提示患者心搏骤停,应立即进行应急处理——心肺复苏术。

5. 现场心肺复苏。

(二)应急处理——心肺复苏术

1. 要根据场景不同,流程要点不同,现场能否获得 AED 和施救人员数量采用不同的流程。

(1)无自动体外除颤器的单人急救(无人帮忙):胸外心脏按压,直到患者循环恢复或专业急救人员及其他公众帮手到场。

(2)有自动体外除颤器的单人急救(无人帮忙):胸外心脏按压,接自动体外除颤器(automated external defibrillator, AED),按提示进行电除颤,直到患者循环恢复或有人帮手及医务人员到现场。

(3)无自动体外除颤器的双人或多人参与急救:可换人但不间歇地进行胸外心脏按压,或胸外心脏按压与人工呼吸按 30∶2 的比例交替进行,争取尽早获得 AED,直到专业急救人员到现场接替抢救。

（4）有自动体外除颤器双人或多人参与急救：一人胸外心脏按压，一人准备 AED；尽快电除颤，电除颤后继续胸外心脏按压，直到患者循环恢复或专业急救人员到场。

2. 心肺复苏术的要点 心肺复苏术的顺序是 CAB，这三个英文字母分别代表的是：C——按压，A——气道，B——呼吸。

（1）C——胸外心脏按压：其目的是恢复心脏自主搏动，恢复血液循环，具体操作步骤如下：

1）将患者放在坚固而稳定的表面上，如地上或硬板床上。

2）双膝跪于其肩—胸旁边。

3）施救者将一只手的掌根放于患者胸部中央（胸骨与两乳头连线的中点）或胸骨下半部分，将另一只手放在第一只手的上面，手指交叉扣紧；按压时保持肘部伸直，肩—肘—腕垂直着力于患者胸部按压点。

4）使用上半身（不仅仅是手臂）的力量向下按压，深度 5 ~ 6cm；按压频率 100 ~ 120 次 /min，也即"用力快压"。

如果没有接受过心肺复苏培训，请持续进行胸部按压，直至患者有活动迹象（反应及呼吸）或急救人员到现场接手抢救为止（图 1-1-1）。

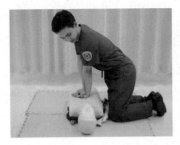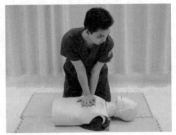

图 1-1-1　胸外心脏按压

如果接受过心肺复苏培训,请继续以下步骤打开患者气道并给予人工呼吸。

(2)A——开通并保持呼吸道通畅:如果接受过心肺复苏术的培训并且已经进行了 30 次胸部按压,接下来则开通气道以便进行人工呼吸。打开气道前检查口腔内有无异物。打开气道的常用方法是抬头举颏法:将手掌放在患者的额头上,然后轻轻地将头部向后倾斜。然后用另一只手轻轻向前托起下巴,打开气道(图 1-1-2)。

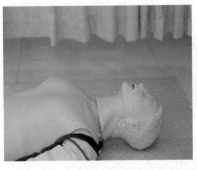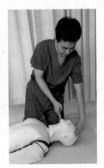

图 1-1-2　开通并保持呼吸道通畅

（3）B——人工呼吸（或称人工通气）：如果口腔严重受伤或无法打开，人工呼吸可以是口对口呼吸或口对鼻呼吸。

打开气道（抬头举颏法）后，深吸一口气，捏紧患者鼻孔，用嘴包住患者的嘴吹气，持续时间大于 1 秒钟，此即为口对口的方式人工呼吸；再深吸一口气，与上述动作一致，进行第二次口对口人工呼吸（图 1-1-3）。

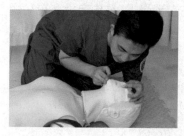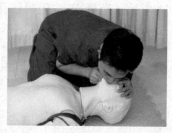

图 1-1-3　人工呼吸（或称人工通气）

注意事项：第一次人工呼吸持续 1 秒钟，要观察患者胸部是否抬起；如果有抬起，则进行第二次人工呼吸；如果患者胸部没有抬起，则需要重复使用抬头举颏法，通畅气道，以进行第二次人工呼吸。

（4）按压与通气比例：进行 2 次人工呼吸后，继续胸外心脏按压。心肺复苏指南建议每 30 次胸部按压，然后进行 2 次人工呼吸，此被认为是一个心肺复苏循环。

（5）尽早使用 AED 除颤：心搏骤停的患者大多存在恶性心律失常，这是很多患者不能通过胸外心脏按压抢救成功的原因。此时，需要使用一种被称为"救命神器"的设备，即"AED"，学术名称为"自动体外除颤器"，是抢救心搏骤停患者时使用的设备。只要打开电源,接上电极,AED可以自动识别恶性心律失常,并提示抢救者按下放电键,即可完成除颤,消除恶性心律失常。AED非常智能,使用程序非常简单,且有语音提示,方便非医务人员的施救者使用。使用步骤如下:

1)打开电源。

2)贴电极,右边电极贴在右锁骨下,左边电极贴在左侧肋下近侧腰部(图1-1-4A)。

3)等待AED自动分析结果,根据提示需要电除颤,自己和旁人离开。

4)按下放电键(1-1-4B)。

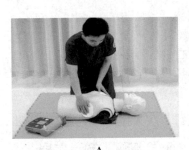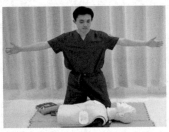

A B

图1-1-4 使用AED除颤

注意事项:

(1)对心搏骤停的抢救来说,AED非常必要,需要尽快使用,有AED时,先使用AED除颤,后再进行胸外心脏按压。如果现场没有AED,也要尽快找到AED。

(2)AED的价值虽然非常大,但如果现场没有AED,不要停下胸外心脏按压而去找AED。

（3）按下 AED 放电键后，AED 立即放电，故按下放电键前，患者身旁所有人包括抢救者均要远离患者，避免意外受到电击。

（4）除颤后，继续进行胸外心脏按压。

3. 终止心肺复苏的标准　何时停止心肺复苏呢？两种情况：其一，患者自主心跳、呼吸恢复；其二，抢救无效死亡。

（1）患者恢复自主心跳与呼吸：出现以下情况之一，提示患者自主心跳与呼吸恢复，则停止心肺复苏，准备转运到医院继续抢救。

1）患者意识恢复。

2）患者自主睁眼。

3）动脉（一般检查颈动脉）搏动恢复。

4）患者胸部自主起伏，有自主呼吸。

5）面色由晦暗转为红润。

（2）抢救无效：抢救超过 30 分钟，患者没有恢复自主心跳，一般不再继续抢救，考虑为抢救无效。此时，一般需要急救的医生到现场，通过专业检查确认。

四、中医应急处理

中医文献很早就有抢救心搏骤停的记载。如东晋名医葛洪在《肘后救卒方》中说："塞两鼻孔，以芦管内其口中至咽，令人嘘之，有倾其腹中袭袭转，或是通气也……"南北朝时期的医学著作《集验方》中记载："仰卧,以物塞两耳……以两竹筒内死人鼻中,使两人痛吹之,塞口傍无令气得出。半日,所死之人即噫噫,勿复吹也。"

当前,中医应急处理手段仍然应用于临床,配合现代心肺复苏术用于心搏骤停的应急处理,如可以使用针刺或电针仪,刺激以下穴位:人中、百会、涌泉、内关(图 1-1-5)。

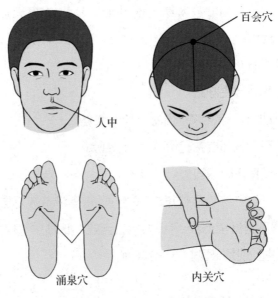

图 1-1-5　人中、百会、涌泉、内关

上述穴位可以单用或联合使用。一般使用针刺快速捻转和强刺激,也可代之以指压方式。

虽然膻中穴正对心脏,刺激膻中穴对心脏的作用更为直接，但在心肺复苏时，由于膻中穴位是胸外心脏按压时的着力处，不能再加载电针等中医方法，所以一般不用。

五、注意事项

1. **怕救人不成反成为被告** 此不必担心。目前已有相关法律明确参与急救的人，不论成功与否，均不必担责，不会成为被告。

2. **纠结是否要口对口呼吸** 此不必纠结。非医务人员急救时可以不必给予人工呼吸，只需要胸外心脏按压，如有AED，同时使用 AED 除颤。当然，如果学会了口对口人工呼吸，最好能与胸外心脏按压同时配合，比例是 30 次按压，2次人工通气。

3. **担心口对口人工呼吸传播疾病** 此不必担心。并无给心搏骤停患者口对口人工呼吸感染疾病的证据。因人工呼吸时施救者与患者并无气体的交换，一般不会传播疾病。

4. **不顾环境是否安全即开始施救** 保证救人者自身的安全是第一位的。医学原则反对"舍己救人"。在确保环境安全后再立即开始施救。

第二章　异物阻塞气道（窒息）

扫码学习气道梗阻急救知识

气道梗阻急救知识

一、概述

异物阻塞气道又称窒息，为异物进入喉咙或气管造成空气流动受阻。在成年人发生异物阻塞气道的情况中，食物往往是罪魁祸首，婴幼儿则是吞下细小玩物。气道梗阻会导致全身供氧缺乏，严重者导致心搏骤停。

二、快速识别

异物可以引起气道不完全梗阻或完全梗阻。

（一）不完全梗阻

患者表现为剧烈呛咳反射性呕吐，声音嘶哑，呼吸困难，发绀；有的出现特征性表现：由于异物进入气道，患者极度不适，常不由自主地以一手呈"VY"字状紧贴于颈前喉部，苦不堪言。

（二）完全梗阻

患者瞬间面色灰暗、青紫、不能说话、不能咳嗽、不能呼吸，昏迷倒地，窒息，很快呼吸心跳停止。

三、应急处理

气道梗阻的急救方法统称"海姆立克腹部冲击法"，于1974年由美国医生海姆立克（Heimlich）发明，广泛用于异物阻塞气道的急救。

海姆立克手法的原理：冲击患者腹部及膈肌下软组织，产生向上的压力，压迫两肺下部，从而驱使肺部残留气体形成一股气流，长驱直入气管，将堵塞气管、咽喉部的异物驱除（图1-2-1）。

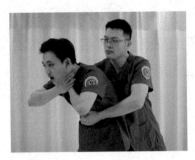
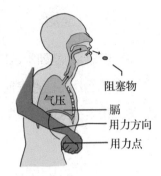

阻塞物

气压

膈

用力方向

用力点

图 1-2-1　海姆立克手法

根据患者是成年人还是儿童,以及患者是意识清楚还是昏迷,应急处理方法有所不同。

（一）自救腹部冲击法（适用于成年人—意识清楚—自救）

无人帮忙时需要自救,其方法称为"自救腹部冲击法",操作要点如下:

1. 自己的一手握空心拳,拳眼置于腹部脐上两横指处。

2. 另一手紧握住此拳,双手同时快速向内、向上冲击 5 次,每次冲击动作要明显分开。

3. 还可选择将上腹部压在坚硬物上,如桌边、椅背和栏杆处,连续向内、向上冲击 5 次。

4. 重复操作若干次,直到异物排出（图 1-2-2）。

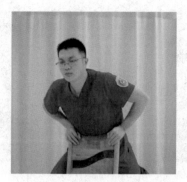

图 1-2-2　自救腹部冲击法

（二）互救腹部冲击法（适用于成年人—意识清楚—互救）

由他人帮忙时，其方法称为"互救腹部冲击法"，操作要点如下：

1. 救护人员站在窒息者的背后，双臂环绕窒息者腰部，令窒息者弯腰，头部前倾。

2. 一手握空心拳，拳眼顶住窒息者腹部正中线脐上方两横指处（图1-2-3A）。

3. 另一手紧握此拳，快速向内、向上冲击5次。

4. 窒息者应配合救护人员，低头张口，以便异物排出（图1-2-3B）。

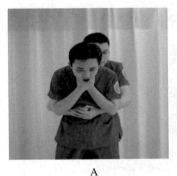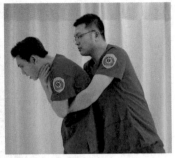

A   B

图 1-2-3 互救腹部冲击法

（三）互救腹部冲击法（适用于成年人—意识不清—互救）

患者因异物完全阻塞气道，导致呼吸心跳停止，首先需要畅通气道，逆行排出异物，然后进行胸外心脏按压等心肺复苏方法。排除引起窒息异物的方法包括腹部冲击法和胸部冲击法。

以下为腹部冲击法的要点：

1. 将窒息者置于仰卧位，救护人员骑跨在窒息者髋部两侧。

2. 一只手的掌根置于窒息者腹部正中线、脐上方两横指处，不要触及剑突，另一手直接放在第一只手背上，两手掌根重叠（图 1-2-4）。

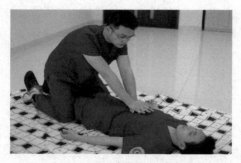

图 1-2-4　互救腹部冲击法

3. 两手合力快速向内、向上有节奏冲击窒息者的腹部，连续 5 次，重复操作若干次。

4. 检查口腔，如异物被冲出，将患者头偏向一侧，迅速用手将异物取出。

5. 检查患者反应和呼吸，如无反应、无呼吸，立即进行心肺复苏术（CPR）。

（四）互救胸部冲击法（适用于成年人—意识不清—互救）

胸部冲击法的要点：

1. 救护人员将窒息者置于仰卧体位，并骑在伤病员髋部两侧。

2. 胸部冲击部位与胸外心脏按压部位相同。

3. 两手的掌根重叠，快速有节奏冲击 5 次。

4. 重复操作若干次，检查异物是否排出。

5. 检查呼吸、心跳，如呼吸心跳停止，立即进行心肺复苏术（CPR）。

（五）背部叩击法（适用于婴儿）

1. 救护人员将婴儿的身体置于一侧的前臂上，同时手掌将后头颈部固定，头部低于躯干。

2. 用另一手固定婴儿下颌角，并使婴儿头部轻度后仰，打开气道。

3. 两前臂将婴儿固定，翻转呈俯卧位。

4. 用手掌根向内、向下叩击婴儿背部两肩胛骨之间5次（图1-2-5A）。

5. 两手及前臂将婴儿固定，翻转为仰卧位。

6. 快速冲击性按压婴儿两乳头连线中点正下方水平5次（图1-2-5B）。

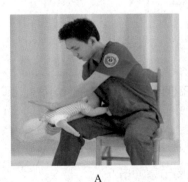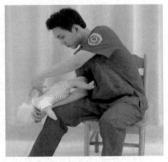

A　　　　　　　　　　B

图1-2-5　互救胸部冲击法

7. 重复操作若干次,检查口腔异物是否排出。

四、注意事项

1. **未能及时识别异物阻塞气道,错失最佳救治时间** 当异物导致气道梗阻时,窒息者不能出声发出准确的求救信号,如自己反应不及时或他人发现不及时,会错失最佳救治时机。气道为异物所阻,人体供氧通道受阻,此时第一目击者如未能及时施救,机体重要器官(心脏、大脑、肺脏)缺氧,并很快因缺氧导致心搏骤停。

2. **异物阻塞气道时,如发现患者反应差或神志不清,不能给患者拍背** 当发现有人因气道异物导致呼吸困难时,旁人的通常反应是拍打患者背部。对于神志不清或反应差的患者,这可能是致命的,患者此时的气道保护能力差,不恰当的拍背会导致异物更快地进入气道深部,甚至会完全阻塞气道,甚至出现呼吸停止。

第三章 过敏性休克

扫码学习过敏性休克急救知识

过敏性休克急救知识

一、概述

危及生命的过敏反应（即严重过敏反应）可引起休克，意识模糊、血压突然下降和呼吸困难。对于过敏体质的人，在接触特定的过敏原物质几分钟后就会发生过敏反应。在某些情况下，可能会出现延迟反应，或者在没有明显触发的情况下可能发生过敏反应。

二、快速识别

过敏时有发生，严重过敏反应可迅速危及生命，尤其是过敏性休克。当在接触或进食或服用某种物品或食物或药品出现以下情况之一时,要考虑是过敏性休克或过敏所致的危重状况。

1. 皮肤全身发红或苍白。

2. 面部,眼睛,嘴唇、舌头或喉咙肿胀或发痒。

3. 呼吸困难或意识模糊。

三、应急处理

发生严重过敏反应,首先要第一时间拨打"120"急救电话,以最快速度赶到最近的医院急诊科。急救人员到来之前可以尝试以下应急措施。

1. 患者平躺,松开紧身衣物,保暖。

2. 如果患者出现呕吐,请将患者体位改为侧身以防窒息。

3. 如果患者神志清楚,对答合理,吞咽正常,请嘱咐患者多饮温水,并服用抗过敏药物(如氯雷他定、西替利嗪等药物)。

4. 如果没有心跳、呼吸的迹象,立即进行心肺复苏术,直到急救人员到达。

5. 即使症状开始好转,也要送至就近的医疗机构进行医学观察。

四、中医应急处理

在前往急诊科的途中，可以针灸或指压百会、涌泉、水沟（人中）、内关等穴位（图1-3-1）以升高血压，稳定心律。

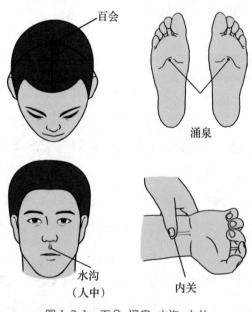

图1-3-1　百会、涌泉、水沟、内关

五、注意事项

1.出现任何疑似过敏的症状，均应迅速急诊就诊；不可因犹豫而耽误就诊时机，任何犹豫都可能造成严重后果。

2. 无论是服用食物或药物后出现咽部发痒、呼吸困难等不适，还是昆虫等动物叮咬后皮肤迅速出现红、肿、热、痒、痛和咽部发痒、呼吸困难等，都应先考虑过敏，可以先自行服用抗过敏药物，然后立即到医院急诊科就诊。

3. 发生过敏的患者出现呼吸困难或意识模糊，切勿口腔进食食物（包含液体），以免引起窒息。

第四章 溺水

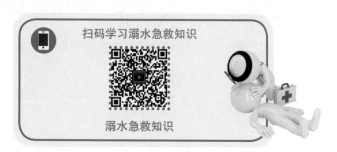

扫码学习溺水急救知识

溺水急救知识

一、概述

溺水又称淹溺,是人淹没于水或其他液体介质中,水与水中污泥、杂草等物堵塞呼吸道和肺泡,会引起缺氧窒息,导致呼吸、心跳停止而致死亡。在我国,淹溺是人群意外伤害致死的第三位死因,目击者救治时,易陷入救治误区而延误心肺复苏时间。

二、快速识别

溺水者一般在水中或水岸边被发现,患者一般身上的衣物因水而湿透。第一目击者要识别溺水者有无自主心跳与呼吸,其后续救治方法不同。

1. 无呼吸无心脏搏动　5～10秒内判断患者有无神志、胸廓有无正常呼吸起伏,有急救经验者可触摸颈动脉搏动,如无搏动则增加了心搏骤停的依据。需要注意的是,没有经过专业训练者不必触摸颈动脉来了解是否存在心搏骤停。

2. 有心脏搏动　如患者存在自主呼吸和／或心脏搏动,此时溺水者可能神志不清或神志清醒,其后续救治方式与无心脏搏动不同。

三、应急处理

（一）无呼吸无反应者的救治

按心搏骤停急救处理（采用心肺复苏术）。

（二）有呼吸有反应者的救治

1. 去除口鼻异物,使溺水者保持平卧位,呼叫 120 寻求医疗援助。

2. 如情况许可,脱去溺水者身上湿冷衣服,保暖。

3. 检查溺水者身体是否有伤口出血等伤情,对其止血包扎。

4. 如患者出现呕吐且存在自主呼吸,使溺水者保持侧卧位,口部朝下,以免发生呕吐所致窒息。

四、中医应急处理

1.**穴位按压及灸法复苏**　用拇指按压水沟（人中）、内关、涌泉等穴位；艾灸百会、关元等穴位（图1-4-1）。

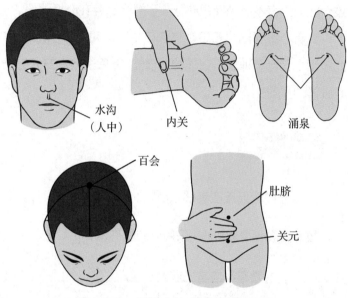

图1-4-1　水沟、内关、涌泉、百会、关元

2.**中药复温、调理**　红参15g，生姜30g，大枣10g，煎服；本方可祛寒，提升机体御寒能力。

五、注意事项

1.**不对溺水者进行"控水法"操作**　控水法，指倒背着伤者,试图将水通过重心的作用倒排出体外,如图 1-4-2。没有证据表明对溺水者进行"控水法"有助于患者的康复或复苏,反而因为"控水法"而延误了宝贵的救治时间。

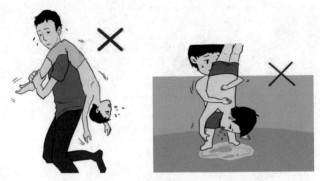

图 1-4-2　不对溺水者进行"控水法"操作

2. 清理口腔中异物很重要　溺水时因本能反应会张口呼吸,易吸入异物,需要施救者及时清理干净。畅通气道是溺水急救中不可或缺的一步。

第五章　烧伤(烫伤)

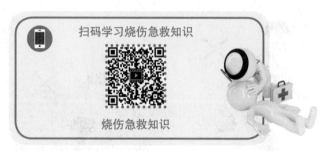

扫码学习烧伤急救知识

烧伤急救知识

一、概述

烧伤是由于热力(火焰、灼热的气体、液体或固体)、电能、化学物质、放射线等作用于人体而引起的一种局部或全身急性损伤性疾病。其中,由高温液体(沸水、热油)、高温固体(烧热的金属等)或高温蒸汽等所导致的损伤则称为"烫伤"。日常生活中,烫伤多见。

二、快速识别

烧伤一般分为三类,可以通过观察皮肤表面损伤及患者的疼痛感觉等进行初步区分。

Ⅰ度伤：损伤皮肤表层，红斑性，皮肤变红，并有火辣辣的刺痛感，局部轻度红肿、无水泡、疼痛明显。Ⅰ度伤危害较小。

Ⅱ度伤：真皮损伤，局部红肿疼痛，有大小不等的水疱。Ⅱ度伤可能会遗留瘢痕，需要紧急烧伤科急诊就诊。

Ⅲ度伤：皮下、脂肪、肌肉、骨骼都有损伤，局部呈灰色或红褐色。Ⅲ度伤常危及生命。

三、应急处理

烧伤轻微一般不留瘢痕等后遗症，如有经验可于家中自行处理。但任何烧伤都应到急诊就诊，尤其是烧伤专科急诊处理更为妥当。Ⅱ度及以上的烧伤，必须以最快速度送到可以诊治的医院，以减少并发症和后遗症。

在到达烧伤急诊专科之前，可对患者采取以下应急措施：

1. **去除衣物**　身体受烧伤（烫伤）后，要小心脱去衣物，避免皮肤受伤后衣物与皮肤粘连，影响后续治疗。如已经有粘连，可暂时不处理，由专业医护人员处理。

2. **保护好烧伤部位**　用清洁的干燥纱布或布，覆盖在烧伤部位，减少受伤部位发生感染的机会。

3. **在皮肤完整情况下**，烫伤患者立即用冷水浸泡、冲洗、

冷敷 烫伤是热力损伤,冷水是最佳的缓冲治疗。受伤后要第一时间将受伤部位放置于冷水中浸泡;如无冷水,可用自来水冲洗;浸泡或冲洗要连续,15～30分钟以上最好;在送院时也要将受伤部分置于冷水中,如此操作不方便,也要用冰块或冰袋冷敷局部。

4. 根据烫伤分度对症处理

Ⅰ度伤:只损伤皮肤表层,需立即脱去衣袜后,将创面放入冷水中浸洗半小时,再用麻油、菜油涂擦创面。

Ⅱ度伤:真皮损伤会出现大小不等的水泡,大水泡可用消毒针刺破水泡边缘放水,涂上烫伤膏后包扎,松紧要适度。

Ⅲ度伤:此时应用干净布包住创面及时送往医院,切不可在创面上涂紫药水或膏类药物。

5. 其他情况所致烧伤的应急措施

(1)对于电灼伤,在接近被烧伤的人之前,请确保电源已关闭。

(2)烧伤患者要确保呼吸道保持通畅,如患者可以进食,嘱咐患者多饮淡盐水。

6. 第一时间送医院急诊 如患者生命体征稳定,一般不需要呼叫"120",而是应该利用最快的交通工具,尽快将患者送到可以救治烧伤的医院急诊救治。

四、中医应急处理

烧伤或烫伤中，一些中药制剂如紫草膏、湿润烧伤膏等可缓解疾病，有助于受伤部位康复。

五、注意事项

1. 如有明火或高温烧伤，气道的保护非常重要　高温环境中，气道最容易受伤，其危害很大，要注意气道保护。在逃生时，要用湿毛巾掩盖口鼻，避免气道受伤。

2. 不了解性能的药物或生活用品不宜使用　烧伤后常被身边人建议在局部涂抹牙膏、红药水、紫药水等，这对救治没有什么益处。

3. 烧伤后体内缺水，要补充淡盐水　大面积烧伤患者容易出现脱水现象，甚至休克，需要补充生理盐水或淡盐水，避免糖水或纯净水。

4. 重视婴幼儿、儿童烧伤　由于婴幼儿、儿童皮肤娇嫩，烧伤后要尽快到医院急诊治疗。

第六章　电击伤（触电）

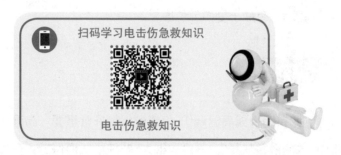

扫码学习电击伤急救知识

电击伤急救知识

一、概述

电击伤俗称触电，指高压电流通过人体时引起的组织损伤和功能障碍，严重者可发生心搏骤停。

二、快速识别

触电后有下列情况之一时，要紧急入院或拨打"120"急救电话。

1. 心慌、头晕。

2. 皮肤有烧伤或烧伤局部有肿胀。

3. 肢体有活动障碍。

4.意识状态不好,烦躁甚至存在抽搐或意识不清的情况。

5.气短、气促或有呼吸困难。

6.心搏骤停。

三、应急处理

在等待医疗帮助时,应立即采取以下措施:

1.尽快切断电源,可以使用由纸板、塑料或木材制成的干燥、不导电的物体将电源移离伤者。

2.如果伤者没有呼吸、心跳等循环迹象,则立即开始进行心肺复苏术。

3.给伤者保暖。

4.用无菌纱布或干净的布盖住烧伤区域。注意不要使用毯子或毛巾,因为松散的纤维会粘在烧伤的皮肤上。

四、中医应急处理

如患者出现意识不清,尚有正常的呼吸心跳情况,可指压水沟(人中)、涌泉穴等穴位以促醒(图1-6-1)。

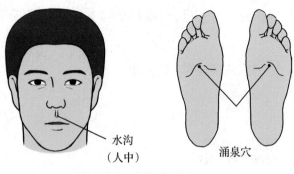

水沟
（人中）

涌泉穴

图 1-6-1　水沟、涌泉穴

五、注意事项

1.绝对不能未切断电源之前即开始施救。急救之前要确认环境安全！未断电可能会导致施救者触电,故应首先切断电源。

2.未使用绝缘材料脱离导电体与伤者,易导致施救者发生伤害。

3.触电者如意识不清,应第一时间判断其有无反应和呼吸,如无反应、无呼吸,立刻开始进行心肺复苏术。如其有反应或有呼吸,说明患者有心跳,则不需要采取心肺复苏术,可对触电者采取保暖措施,进行穴位按摩,等待急救人员到场。不要轻易搬动患者,以免出现其他意外。

第七章 创伤出血

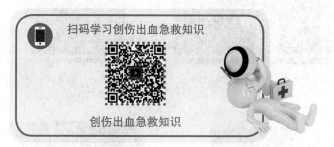

扫码学习创伤出血急救知识

创伤出血急救知识

一、概述

创伤一直困扰着人类,是人类死亡或伤残的重要原因。随着汽车等现代交通工具进入寻常百姓家,以及各种高难度工程制造技术的发展,创伤的发生率呈上升趋势,已成为我国大城市人口的主要死因之一。

创伤会造成伤者出血,大量出血会危及患者生命。创伤出血首先要止血,以减少出血对人体的危害。

创伤出血时,止血是应急处理者首先要掌握的一项基本技术,主要方法包含4项技术:指压肱动脉止血法、指压桡动脉、尺动脉止血法、直接压迫止血法、加压包扎止血法和旋压式止血带止血法(图1-7-1~图1-7-5)。

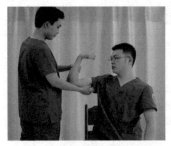

图 1-7-1　指压肱动脉止血法

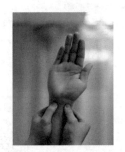

图 1-7-2　指压桡动脉、
　　　　　尺动脉止血法

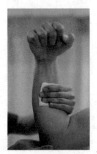

图 1-7-3　直接压迫止血法

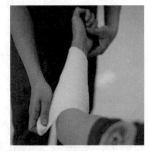

图 1-7-4　加压包扎止血法

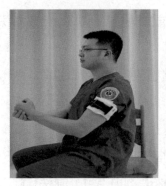

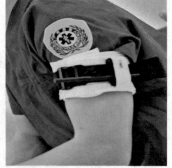

图 1-7-5　旋压式止血带止血法

二、快速识别

按照是否有意识分类识别。

（一）对于有意识的伤者，快速评估可以按照下述方法进行

1. 通过询问患者一些简单的问题如"你叫什么名字？"等对患者进行快速评估，如能清晰准确地应答，说明患者具有思考、发声和保护其气道的能力。

2. 观察面部、颈部、胸部和腹部是否出现呼吸困难的征象，如呼吸频率是否过快（超过 20 次 /min）。

3. 检查口咽腔是否有破裂；查看牙齿和舌头是否有损伤；查看是否有血液、呕吐物或蓄积的分泌物。

4. 查看伤者四肢、躯干有无出血迹象，注意衣物可能掩盖出血伤情，必要时可剪开衣物充分暴露身体以检查伤情。

（二）对于无意识的伤者，快速评估可以按照下述方法进行

1. 如伤者无意识、无呼吸，立即启动心肺复苏术急救流程。

2. 如伤者无意识、有正常呼吸，给予侧卧位，拨打"120"，守在伤者身边等待救援。

三、应急处理

拨打急救电话,并在 120 急救人员到来之前尽可能执行以下措施:

1. 去除伤口上的衣服或碎屑;但不要取出嵌入的异物,也不能直接在伤口上撒止血药。

2. 在伤口处可敷上无菌绷带或干净的布,用手掌紧压绷带压迫止血,用胶带固定绷带或用手继续保持压力。

 注意:

不要对嵌入异物的部位施加直接压力。

3. 如果肢体可以活动,将受伤的肢体抬高到心脏水平以上。

4. 如果出血渗透伤口处的纱布,需在其上面添加另一绷带或纱布,并继续按压该部位,直到出血停止。

5. 止血带可以有效控制危及生命的肢体出血,请使用止血带并记录时间。

6. 让伤者保持平卧位,安抚其情绪及保暖伤者。

四、中医应急处理

如已经完成了止血与包扎，患者血压偏低或出现头晕、心慌，则可在专业急救人员到达现场前按压或艾灸水沟（人中）、百会、内关、足三里等穴位（图 1-7-6）。

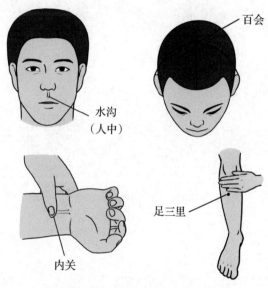

图 1-7-6　水沟、百会、内关、足三里

五、注意事项

1. 不要直接在伤口上涂抹止血药，会影响伤情观察。
2. 伤口的处置不是优先"消毒"，而是要优先"止血"。

3. 伤口异物处置需要谨慎,对嵌入异物的部位遵循"三勿原则",即勿拔、勿摇、勿压。

4. 不要只关注创伤部位,还应关注到伤者本人的感受,如给予必要的安慰和保暖等。

第八章 骨折

扫码学习骨折急救知识

骨折急救知识

一、概述

骨折是指骨结构的连续性完全或部分断裂。原因通常是跌倒、车祸或高速运动时的碰撞造成的创伤。

骨折会使关节活动障碍或受限或变形，伴有局部疼痛和肿胀。

二、快速识别

骨折的诊断需要在医院里行 X 线检查或 MR I 检查确诊，摔倒或损伤后出现以下情况考虑可能发生了骨折：

1. 损伤部位无法移动或移动后疼痛加重。

2. 肢体形态异常,如损伤区域的外观畸形。

3. 损伤区域疼痛、肿胀、瘀青或麻木。

三、应急处理

以下应急处理有助于病情康复和减少并发症:

1. 拨打"120"急救电话,紧急送院 不要延误治疗,拨打当地急救电话或尽快送医疗机构急诊科。

2. 保护颈椎和腰椎 如果是高处坠落或车祸伤的清醒患者,要第一时间询问是否有颈部疼痛、腰部疼痛、四肢麻木的症状,如有上述症状,不能随意搬动患者,要在原地安抚伤者,等待医疗救援。

3. 止血包扎 如骨折处发生出血,请先进行加压包扎止血。

4. 局部固定 对于发生在手臂或大腿的骨折,可使用夹板或长条木板固定防止移位,并通过纱布或布条紧系固定夹板。

5. 冰敷局部 将冰块或冰袋放在受伤的骨骼面上,此法可控制内部出血并帮助减轻疼痛、肿胀。

四、中医应急处理

中医很早就有"接骨疗法",不仅有手法复位、石膏固定，还有中药、中成药内服、外用以消肿止痛，还可促进骨折愈合。非医务人员不可轻易效仿，一般由专业的骨科医生施行。

五、注意事项

1. 未明确病情前，不轻易搬运患者　不要移动患者疼痛的骨骼关节，移动关节会损伤骨骼关节及其周围的肌肉、韧带、神经和血管。

2. 颈椎疼痛时，需要在颈托的保护下移动患者　任何摔倒伴有颈部疼痛时，都有可能损伤颈椎，颈椎损伤可能进一步损伤脊髓。未确认颈椎有无损伤的前提下，不移动患者；如果移动，需要在"颈托"保护下进行。（颈托：一种制动和保护颈椎的器具。）

3. 不在现场进行骨折复位　无论是否是专业的医护人员，即使伤口处有骨折端外露，均不应现场复位骨折，而是应该先简易包扎伤口。若在包扎时骨折端自行回复到伤口内，应做好时间记录，以便到医院后处理。

第九章　急性脑卒中

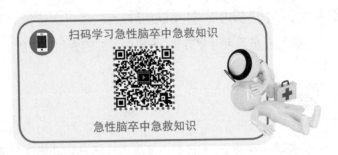

扫码学习急性脑卒中急救知识

急性脑卒中急救知识

一、概述

大脑局部血液循环发生障碍,脑细胞缺氧,随之而来的各种临床症状就叫"脑卒中",也就是俗称的"中风"。造成大脑血供异常原因有两种:一种是脑梗死(缺血性卒中),一种是脑出血(出血性卒中)。

全球每年有超过1500万人罹患脑卒中,一旦发生脑卒中症状,早期识别并及时就医极为重要。

二、快速识别

急性脑卒中的识别非医务人员也可以完成,其方法简称为"中风120",包括三个部分:"1"为一张脸;"2"为双侧的上肢;"0"指的是"聆"听声音。中国卒中学会推荐以下方法来识别(图1-9-1)。

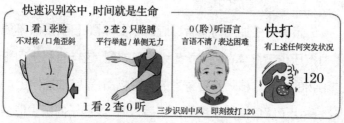

图1-9-1 "中风120"

图片来源:中国卒中学会

三、应急处理

1. 令患者平卧,患者如有呕吐,则使头部处于高位,抬高头部约30°,不要随意搬动患者,立即拨打"120"电话。

2. 如果患者神志清楚,安慰患者,让患者保持冷静,避免情绪激动影响患者血压而加重病情。

3. 在急救人员到来之前,如有条件可以给患者测量血压、血糖。收缩压在 200mmHg 以下不使用降压药。

4.如果患者昏迷,要确保呼吸道通畅,及时清理口腔呕吐物,头偏向一侧。此时患者不清醒,切勿喂水或饮料或药物,防止因误吸造成的窒息。

5.患者发生抽搐时患者口腔内不要放置任何物品,不要用力按压患者肢体,保持患者头偏向一侧,这样有利于口腔分泌物的排除。移除患者身旁的尖锐物品,等待抽搐停止。

6.让了解病情的家属陪同患者入院,以便于向医生提供详细的病史。

四、中医应急处理

1.**安宫牛黄丸**　如患者血压升高,有正常吞咽功能,在医师指导下,可给予安宫牛黄丸口服。

2.**急救穴位**　可用拇指按压百会、水沟(人中)、内关、合谷、太冲等穴位,具有降压醒脑开窍作用(图 1-9-2)。

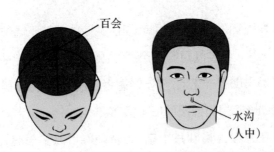

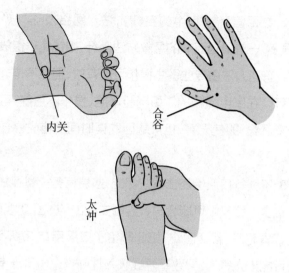

内关

合谷

太冲

图 1-9-2　百会、水沟、内关、合谷、太冲

五、注意事项

1. 中风救治时间非常宝贵，任何延误就医都可能造成严重后果　通过"中风 120"自测是否存在中风可能，如不能确定，只要不排除有中风的可能就要第一时间呼叫"120"到医院急诊，无论白天还是夜晚。对于缺血性脑卒中（脑梗死），其最佳可"溶栓"的治疗时间是 3 小时以内，在这个时间窗内，"溶栓"可血管再通，大部分脑功能可恢复，遗留偏瘫等后遗症概率减少。（溶栓：一种使用药物把血管内形成的血栓溶解的治疗方法。）

2. 勿相信"传说"中的自救方法　网络发达,"热心人士"很多,一些似是而非的急救方法盛行,如针扎十指放血疗法等。有些方法由专业医生操作可能有效,但并不是非专业人员可以在家中操作的。如判断不准、操作不熟练,可能造成严重后果;即使无害,也可能因耽误时间而错失最佳救治时机。

3. 不强行口服给药或喂东西吃,应由医务人员评估是否可以进食　脑卒中可能会导致延髓支配的脑神经功能麻痹,出现饮食呛咳、吞咽困难,如此时给予口服用药,稍不注意,就有可能进入气道,导致窒息或吸入性肺炎。中风患者需要医务人员进行相关评估后才能口服给药或喂东西吃。

第十章　急性胸痛

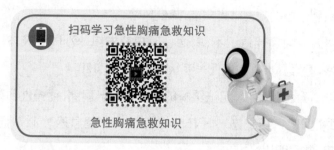

扫码学习急性胸痛急救知识

急性胸痛急救知识

一、概述

急性胸痛指突然发生的胸部疼痛。一般发病时间短,时间为几分钟或数小时内;如胸痛时间较长,但未就诊或就诊未系统检查者,也按急性胸痛处理。

由于胸痛其病因较多,危险性和发病后的风险差异较大,故需要患者高度重视,病情危重时可随时威胁患者生命。

需要高度关注的人群包括:①中青年男性;②有心血管疾病危险因素者(长期吸烟、酗酒,有糖尿病、高血压、高脂血症等病史);③有早发心血管疾病家族史;④超重或肥胖者;⑤瘦长体型者;⑥长期卧床者。

二、快速识别

急性胸痛的病因有很多种,如能识别出"高危胸痛"则有利于准确处理患者病情,降低风险。

1. 胸痛伴意识不清、面色苍白或发绀、冷汗出、肢体湿冷、呼吸困难等上述任一症状,立即拨打"120"。

2. 出现持续、无法缓解的胸痛、背痛、肩痛,疼痛性质为"紧缩感""压迫感""压榨样""刀绞样伴窒息感""撕裂痛"等,需立即拨打"120"。

三、应急处理

在急救人员到来之前,可以采用以下现场救治措施:

1. 让患者平卧位,保暖;拨打"120"急救电话,尽量避免自行前往医院。

2. 观察患者神志、呼吸情况,如无心跳、呼吸骤停,给予心肺复苏术,维持胸外按压直至医务人员到来。

3. 如之前有明确的心绞痛病史者,测量血压,如血压异常升高,可舌下含服硝酸甘油 1 片,嚼服阿司匹林 300mg。如不能确定是心绞痛,不能使用阿司匹林。

4. 家中有吸氧装置,可给予吸氧。

5. 如患者血压正常或升高,心跳(脉搏)超过 75 次 /

min,无哮喘等病史,可服用酒石酸美托洛尔 25mg。

6. 如患者烦躁且血压不低,无呼吸困难,可服用地西泮（安定）1 片。

四、中医应急处理

现代中药与传统针刺对急性胸痛均有一定的止痛作用,120 急救人员到现场之前可根据情况选择使用。

（一）中成药

1. 宽胸气雾剂　可喷至舌下,2 ～ 3 喷,有助于快速缓解心绞痛或其他类型的胸痛。

2. 麝香保心丸　含服或嚼服 2 粒。

3. 速效救心丸　10 ～ 15 粒舌下含服。

（二）针刺急救

针刺急救作为急性胸痛急救的中医手段之一,越早使用越好。

1. 胸痛穴　位于前臂背侧,可穴位按压（图 1-10-1A）。

2. 内关穴　位于前臂掌侧,可穴位按压（图 1-10-1B）。

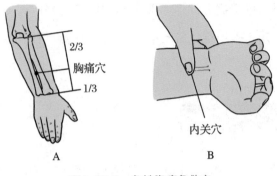

图 1-10-1　急性胸痛急救穴

五、注意事项

1.疼痛发作时不予重视,讳疾忌医或自己处理不去医院,这是错误的。危险性胸痛可能会致命,必须尽快急诊就诊。

2.发病时自己步行、搭车或开车去医院,这是危险行为,最好呼叫"120"前往医院。

3.就诊科室不是首选急诊科而是心内科或其他科室,这是错误的。虽然很多急性胸痛是心绞痛或心肌梗死入院后会转入心内科,但并不是直接选择门诊科室的心内科或内科。在心内科等普通门诊就诊时,会按挂号顺序就诊,等待时间长,极易延误病情。急性胸痛的就诊科室应该是急诊科,胸痛中心门诊都在急诊科,会以"绿色通道"方式处理,患者会在第一时间得到诊断，专科医生也会第一时间参与，疗效更好。

4. 未诊断前盲目使用硝酸甘油和阿司匹林等药物也是常见的错误救治方法。此类药物使用时有一定的限制条件，需要仔细斟酌。

第十一章　急性腹痛

一、概述

急性腹痛是常见急症,涉及多个器官疾患。大约有15%～40%的人患过腹痛,其中由比较严重的疾病所引起的腹痛可以占到所有腹痛的50%以上。

急性腹痛的特点是起病急、病情严重程度不一,有些腹痛相关疾病,病情轻微不危及生命,有些病情凶险,老百姓不及时识别、及时就医会危及生命。

二、快速识别致命性腹痛

(一)即刻致命性腹痛(心血管性腹痛)

是指在短时间内构成生命威胁的腹痛,表面症状是腹痛,但此种腹痛不是由腹部疾病所引起,而是心血管疾病导致,故也称为心血管性腹痛,代表性疾病是急性心肌梗死、主动脉夹层。这类腹痛的患者有可能突发心搏骤停导致猝死。

有以下情况之一时,要考虑可能是致命性腹痛:

1. 腹痛程度剧烈，腹痛可牵扯背部，出现撕裂性疼痛感，甚至向四肢放射。

2. 面色苍白或皮肤出现瘀斑，或伴冷汗出、四肢湿冷。

3. 有濒死感，或烦躁不安。

4. 腹部可触及搏动性包块。

5. 伴有头晕，或突然晕倒不省人事，呼吸困难，胸闷胸痛，低血压或血压异常升高。

（二）延误致命性腹痛（外科疾病相关性腹痛）

这类腹痛起病急骤，病情进展快，延误就诊将会带来严重危害。常见代表疾病为急性阑尾炎穿孔、急性胆囊炎、化脓性胆管炎、急性胰腺炎、急性肠梗阻、胃肠穿孔等。

有以下情况之一即要考虑可能是延误致命性腹痛：

1. 突然发病，伴有发热或呕吐。

2. 腹痛部位出现转移，比如从肚脐以上区域疼痛转移至肚脐以下区域疼痛。

3. 腹痛位置相对固定，按压时加重，放手时疼痛也加重。

4. 持续性腹痛，服用止痛药效果不佳。

5. 患有糖尿病者，伴有腹痛。

（三）一般性腹痛（内科急腹症）

是指除外上述两种情况的腹痛，此类腹痛在相当一段时间内基本上不会对患者构成生命威胁。

此类腹痛一般符合以下特点：

1. 一般先有发热或呕吐、腹泻，而后出现腹痛。

2. 腹痛程度较轻，或疼痛无固定位置，腹痛部位不明。

3. 腹部无固定压痛点，触摸腹部肌肉柔软。

4. 女性出现腹痛并伴有月经紊乱，或伴有阴道出血，量少。

三、应急处理

（一）即刻致命性腹痛（心血管性腹痛）

1. 患者平卧，测量患者血压，立即启动急救应急系统（呼叫"120"）。

2. 患者血压异常升高，可给予舌下硝酸甘油含服，也可使用患者正在服用的降压药。

3. 如血压低于正常值（<90/60mmHg），不可含服硝酸甘油或其他降压药物，可口服淡盐水或口服补液盐。

4. 如患者出现心搏骤停（无反应、无呼吸），立即给予心肺复苏术。

5. 与120急救人员保持信息通畅，准备好到医院急诊科的相关就医资料。

（二）延误致命性腹痛（外科急腹症）

呼叫"120"或自行到医院急诊科就诊。防治该类腹痛患者的关键在于早期识别，早期就医，必要时急诊手术治疗。

（三）一般性腹痛（内科急腹症）

首次发作的腹痛一般均需要就医，就诊的科室仍然是急诊科，进行初步诊断后可以再到相关专科就诊。如诊断明确，病情轻微，恶化的可能性比较小，可尝试自行服药，如口服藿香正气丸／藿香正气口服液、蒙脱石散、黄连素等药物治疗，如腹痛持续不能缓解，或腹痛加重，或伴有发热，应及时到医院急诊科就诊。

四、中医应急处理

对于致命性腹痛（包括即刻与延误），使用中医药疗法主要用于急救，止痛不是目的。对于一般性腹痛，可以使用中医药方法改善腹痛症状。

1. 致命性腹痛　在 120 急救人员到达前，稳定生命体征，可以针刺或指压按摩内关、百会、涌泉、水沟（人中）等穴位（图 1-11-1）。

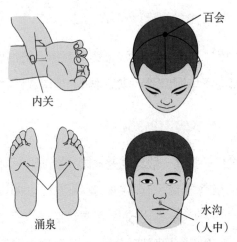

图 1-11-1　内关、百会、涌泉、水沟

　　2. 非致命性腹痛　按压穴位或艾贴贴敷。取穴：合谷、足三里、上巨虚、下巨虚、太冲（图 1-11-2）。

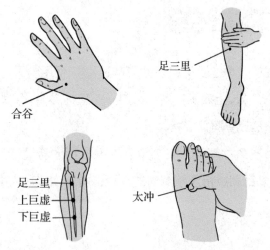

图 1-11-2　合谷、足三里、上巨虚、下巨虚、太冲

五、注意事项

1. **不误急救才是"王道"** 急性腹痛病因复杂,预后可能非常严重,尤其是初发的急性腹痛在诊断未明时,应及早急诊就诊,明确诊断,及时干预,必要时进行急诊手术。不要在疑虑中或为了等待腹痛症状缓解而耽误诊治时机,造成严重后果。

2. **对老年患者急腹症的关注度不够** 老年人对疼痛不敏感,病情很重但疼痛不明显,往往贻误诊治时机。老年人也易合并多种疾病,尤其是血管性疾病高发,病情复杂且更加凶险,预后不佳。因此,对老年患者的急性腹痛,家人应更重视,早送至医院急诊就诊。

3. **过早使用止痛药掩盖病情** 有些人有一定医学常识,家中也自备有一些药物,包括止痛药等,有腹痛时就自服止痛药物,但这样往往会掩盖病情变化,造成不良后果。在医院里,止痛药物一般在有经验的医务人员的指导下才使用。

第十二章　急性头痛

一、概述

头痛（headache）指位于眉弓以上至枕部范围内的各种疼痛。急性头痛是指突然发病，其疼痛以小时为单位加重的头痛，属于内科头痛的范畴。对急性头痛患者做应急处理时，需要迅速区分一般性头痛和有威胁生命风险的头痛。

二、快速识别

（一）有威胁生命风险的头痛

有威胁生命风险的头痛，即有问题不及时处理会造成严重后果的头痛，多见于急性脑血管病所致头痛和颅脑内感染性疾病，如高血压危象、蛛网膜下腔出血，病毒性脑膜炎、细菌性脑膜炎、脑寄生虫病。

出现以下情况之一要高度重视：

1. 突然发作的剧烈头痛，或原有慢性头痛的疼痛性质改变，痛势剧烈。

2.伴有头晕、剧烈呕吐、意识不清、发热、肢体抽搐、视物模糊等症状。

3.伴有脑神经功能障碍（如一侧肢体无力，言语不清，烦躁，步态不稳，进食呛咳、吞咽困难）。

4.平素有脑血管病危险因素，如高血压、高血脂、糖尿病、房颤、肥胖、吸烟、体力活动少等，一部分人有脑血管病史，或先前有感冒、腹泻症状。

（二）一般性头痛

一般性头痛是指暂时无严重后果的头痛，如偏头痛、三叉神经痛、疲劳过度后诱发头痛等，休息后可缓解。

三、应急处理

（一）有威胁生命风险的头痛

1.**尽快急诊就诊**　如神志清楚，说话清晰，肢体活动良好，可自行前往；如神志不清，或出现说话不清晰、肢体活动功能受限，则呼叫"120"。

2.**观察患者意识状态和精神情况**　清醒者，肢体活动受限，让其平卧于地面或床上，注意防寒保暖；呕吐者将头偏向一侧，避免呕吐物吸入呼吸道而窒息或发生吸入性肺炎；意识不清者采取标准恢复体位,保持呼吸道通畅,即身体向左倾斜,右腿向前放,头靠在左臂上,此体位可以使患者呼吸顺畅(图1-12-1)。

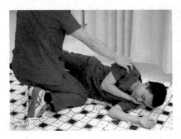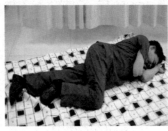

图1-12-1　急性头痛患者应急处理时的体位

3. 在等待急救人员到场前,有条件时可测量患者血压、心率等,如有吸氧装置可给予患者吸氧。

（二）一般性头痛

1. 使患者呈平卧位,保持周围环境安静,偏头痛者可以保持周围环境较暗光线,有丛集性头痛病史者可以保持直立体位。

2. 取冰袋或冷毛巾冷敷头痛位置。

3. 服用适量止痛药(或原有服用的止痛药),如布洛芬。

4. 上述措施实施15～20分钟未使症状缓解时,及时去医院就诊。

四、中医应急处理

在等待救护车到来期间可以使用中医药方法缓解患者的头痛症状。

1. **穴位指压或针刺** 头痛时穴位刺激往往可以获得疗效。可以使用指压方式或针刺。按照疼痛部位可选择不同穴位：全头痛，多选用风池、百会、太阳、合谷；额部疼痛选择印堂、合谷、内庭；颞部疼痛，选用风池、太阳、外关；巅顶疼痛，选用百会、四神聪、内关；枕部疼痛，选用风池、风府（图1-12-2）。

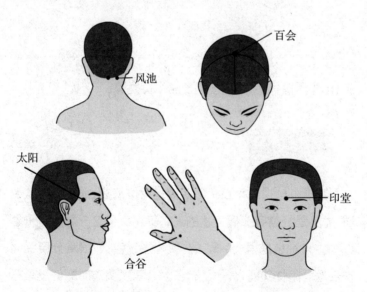

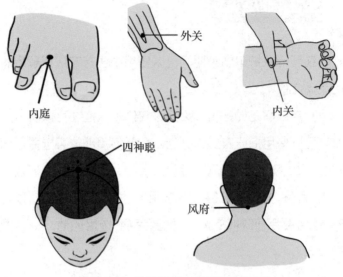

内庭

外关

内关

四神聪

风府

图 1-12-2　头痛患者中医应急处理穴位

2. 应急中成药　如患者血压升高或怀疑急性脑血管疾病,在医师指导下,辨证使用安宫牛黄丸等。

五、注意事项

1. 不可轻视头痛症状　头痛是常见病症,很多人不以为然,尤其是经常有头痛症状的人。其实头痛这一急症对于急诊医生来说也是很"头痛"的,单纯通过症状,很难分清头痛是否是危险性头痛,其风险有多大。首次头痛时即使没有恶心、呕吐等症状也一定要高度重视急诊检查,必要时进行头部 CT 扫描或磁共振扫描来排查脑出血、蛛网膜下腔出血或脑梗死。

2.服用止痛药要谨慎,不可盲目　没有明确诊断之前,不轻易服用止痛药。轻易服用止痛药不仅可能会掩盖病情,还有可能带来胃肠道等不良反应。

第十三章　急性牙痛

一、概述

急性牙痛多由牙齿及牙周组织各种急性病变所致。可见于龋齿、牙髓炎、根尖周炎、牙外伤、牙本质过敏、楔状缺损等。

二、快速识别

急性牙痛首先要区分出非牙科疾病所致的牙痛，如急性心肌梗死可表现为牙痛，此种非牙科疾病所致的牙痛比真正的牙痛危害更大，需要注意区分。

1. 非口腔疾病所致的牙痛（非牙源性牙痛）　非牙病所致的牙痛常见的引发原因有心源性牙痛、急性上颌窦炎、三叉神经痛、带状疱疹、颞下颌关节紊乱病和丛集性头痛等。其中，心脏疾病如急性心肌梗死所致的牙痛，虽表现为牙痛，其实是来源于心脏血管疾病所反射出的疼痛，如不及时诊断与规范治疗，可危及生命。急性心肌梗死一般伴有胸闷胸痛，当牙痛伴随胸闷胸痛时，需要在急诊进行心电图与肌钙蛋白检测的检查,以排除急性心肌梗死的可能性。

有心脑血管疾病危险因素,如高血压、糖尿病、高脂血症、吸烟、肥胖、早发心血管疾病家族史等情况的人,出现牙痛时应首先看急诊,排除心肌梗死等原因所致的疼痛。

2. 口腔疾病所致的牙痛(牙源性牙痛) 一般可见疼痛部位的牙龈红肿,甚至有发热等。无口腔局部症状的牙痛要注意考虑为非牙病所致的牙痛。

三、应急处理

以下为口腔疾病所致的牙痛处理方法,非牙病所致的牙痛请按相关疾病方法应急处理。

1. 漱口 首选盐水漱口,一般取食用盐一勺,开水半杯,搅拌后频频漱口,可解燃眉之急。

2. 冷敷 用湿冷毛巾或冰袋,冰敷近牙痛部位的脸颊,每次约 15 分钟,1 天 3 ～ 4 次,可起缓解疼痛作用。

3. 止痛药 如疼痛较重,可口服布洛芬缓释胶囊 1 粒。

四、中医应急治疗

1. 牙痛食疗方

(1) 胃火牙痛:症状可见牙龈处红肿疼痛、口臭、口干、便秘。食疗方：苦瓜1条，升麻15g，菊花15g，煮水后常温服用，每日一次。

（2）虚火牙痛：症状可见牙龈红肿、牙齿隐隐作痛、牙齿松动、口干口苦、口腔溃疡。食疗方：生地黄15g，升麻10g，山药15g与大米煮粥，冷却后食用，每日一次。

（3）风火牙痛：症状可见牙齿疼痛突然发作，疼痛剧烈，口干、大便不畅。食疗方：菊花15g，连翘15g，玄参15g，猪瘦肉100g。洗净加适量水同煲，调味后饮汤吃肉。

2. 牙痛外治法

（1）生姜止牙痛：生姜具有消炎、止痛作用；牙痛时取鲜生姜一片，咬合于痛牙处，必要时可重复用之。

（2）穴位按压止牙痛

1）上牙痛取下关穴（图1-13-1）：以拇指用力按压穴位并揉动，反复进行至牙痛消失。

2）下牙痛取颊车穴（图1-13-1）：位于面颊部，咀嚼时肌肉隆起时出现的凹陷处，左右各一穴；以拇指用力按压穴位并揉动，反复进行至牙痛消失。

3）指压合谷穴（图1-13-1）：以拇指用力按压穴位并略揉动，反复进行至牙痛消失。

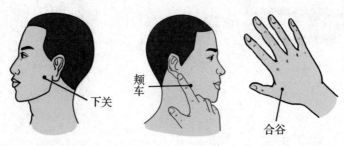

下关

颊车

合谷

图 1-13-1 下关、颊车、合谷

五、注意事项

1. **怀孕期间牙痛不能听之任之** 孕妇牙痛一定要及早就医,否则可能因拖延治疗而出现全身症状。一般而言,怀孕前期(孕期前 3 个月)若非紧急状况,不建议进行牙科治疗;孕中期(第 4 ~ 6 个月)若一定要治疗牙齿,可选择此期在医生指导下进行;怀孕后期(孕期后 3 个月)不适合进行长时间的牙科治疗(如拔牙等)。

2. **牙痛不仅仅就是牙齿或牙龈问题** 牙齿或牙龈疾病可能出现牙痛的症状,但并非只有牙病才会牙痛,非牙病也可表现为牙痛,其危害更大,需要高度重视。

第十四章 鼻出血

一、概述

鼻出血,中医称之为"鼻衄",多达 60% 的人有过鼻出血的经历。10 岁以内的儿童多发,成人的好发年龄在 45 ~ 65 岁之间。鼻出血与季节有关,冬季多发。

二、快速识别

鼻出血多表现为单侧鼻腔出血。有时也可见到双侧鼻腔出血,多由于全身因素引起,如血液系统疾病(白血病,再生障碍性贫血,血小板减少性紫癜等)。出血剧烈时可表现为口鼻同时流血。出血凝固,血块可凝集于鼻腔,有时会有鼻塞症状。如经咽喉部吞入血液可出现恶心、呕吐的症状;误吸入气管则会出现呛咳,甚至呼吸困难。根据出血来源,鼻出血可分为鼻前部出血和鼻后部出血,鼻腔有一部位为出血的好发区域,称为"利特尔区"(图 1-14-1)。

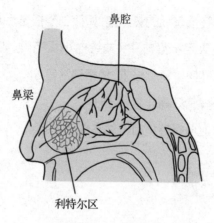

鼻腔

鼻梁

利特尔区

图 1-14-1　利特尔区

　　鼻前部出血在鼻出血中比较多见,其常见原因是创伤,如挖鼻、擤鼻等。鼻前部出血大多可自行停止;如不能停止可到就近医院急诊科或五官科就诊。鼻后部出血相对少见,多由于鼻后部动脉出血,偶尔可出现严重出血。鼻后部出血一般需要迅速到距离最近的医院急诊科就诊,少数患者甚至需要住院治疗。鼻后部出血的原因有:凝血功能障碍或血小板疾病、血管病变、鼻肿瘤和遗传性毛细血管扩张症等。

　　下列任何情况应立即到医院急诊就诊:

　　1. 血液从鼻腔涌出,或出现呼吸困难。

　　2. 出血量多或时间长,出现肤色苍白或感到很疲倦。

　　3. 出血伴随胸痛或心慌。

　　4. 出血时出现烦躁不安,或意识模糊。

　　5. 鼻部手术后的出血。

6. 发生在损伤后的鼻出血,如面部受撞击后。

7. 正在服用抗凝血和 / 或抗血小板药物,如华法林、利伐沙班、阿司匹林、氯吡格雷、替格瑞洛等。

8. 血压异常升高伴有鼻出血。

9. 鼻出血自行处理后仍然不能止血者。

三、应急处理

鼻出血时如能采用正确的自我处理措施,大多数都能自行停止。

建议以下几点:

1. 坐位或半坐卧位并保持腰部稍微向前弯曲,不要躺下或头部过度后倾(图 1-14-2)。血液流向咽部时,应吐出勿下咽。

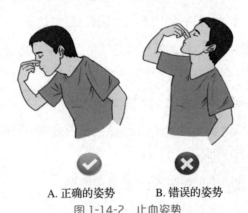

A. 正确的姿势　　　　B. 错误的姿势

图 1-14-2　止血姿势

2. 在鼻部骨骼下方,朝鼻底部方向捏住鼻翼。不要抓住两眼间的鼻梁部分,那样做无效;也不要只按压一侧鼻翼,即使只有一侧鼻翼出血,按压一侧止血效果不好(图 1-14-3)。

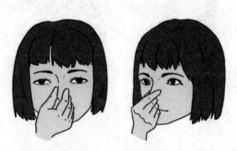

图 1-14-3　压迫止血

3. 持续压迫鼻翼至少 15 分钟,儿童时间可缩短。按压时可使用闹钟计时,时间未到,不要提前松开检查出血是否已经停止。

4. 儿童的鼻子较小,力量也小,用力方法可能不当,可由父母或医务人员帮助压迫。在简单压迫鼻翼期间,儿童应端坐并使腰部前倾,这一体位可避免血液误吸入口腔或吞咽血液(图 1-14-4)。除直接压迫外,还应尽力安抚儿童并减少哭闹。出血一般在按压 10 分钟左右得到控制。

5. 如果实施了这些步骤而鼻出血仍未停止,可再重复以上步骤。总共压迫时间为至少 30 分钟(儿童为 10 分钟)。如果仍然出血,应立即前往医院紧急处理。

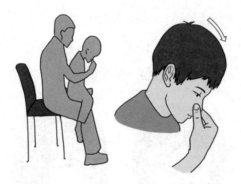

图 1-14-4　儿鼻出血止血方法

1. 云南白药粉、三七粉吹入鼻腔出血处,同时压迫止血。

2. 指压百劳穴 2 ~ 5 分钟,有助于终止鼻出血(图 1-14-5)。

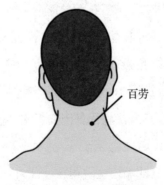

百劳

图 1-14-5　百劳

五、预防鼻出血

鼻出血的人可以做些什么来减少或避免鼻出血呢?

1. 挖鼻孔可损伤鼻腔,造成出血,故有鼻出血史者应禁止用手指挖鼻孔。

2. 天气干燥时,在室内使用加湿器。

3. 外界空气质量差时,出门时使用口罩,保护鼻腔。

4. 可辅助使用鼻腔生理盐水喷雾或凝胶以保持鼻腔湿润。

5. 使用华法林等抗凝药物时要定期检查凝血功能,以免过量服药加大鼻出血风险。

六、注意事项

1. 鼻出血后,头部不可往后仰。鼻出血时头往后仰可能造成血液流到气道,造成窒息,引发呼吸困难。

2. 出血时冰敷或湿布冷敷患者颈部、前额或鼻骨,仅靠这种方法控制鼻出血效果不佳。

第十五章　急性呕吐

一、概述

急性呕吐是常见的一种症状,可以是生理或病理状态的体现。正常情况下,呕吐是人体的一种本能,通过呕吐把进入胃肠道的有害物质排出体外,是一种保护性的本能反应。在病理状态下,可能由多种疾病所导致急性呕吐的症状。常见原因有:①食物中毒;②头晕或晕车;③服用某些药物,如抗抑郁药、抗生素、退热药、避孕药、止痛药等,以及化疗药物;④胃食管反流病(gastroesophageal reflux disease, GERD):GERD 导致胃中的汁液漏回到食管,食管是连接咽部和胃的管道,胃液的刺激会诱发恶心呕吐;⑤怀孕,许多妊娠早期的孕妇会出现恶心或呕吐;⑥脑部疾病,因脑部疾病导致头颅内压力增加诱发呕吐;⑦其他,如饮酒过量会引起恶心和呕吐。

二、快速识别

呕吐大多预后良好,属于轻症。少数患者呕吐的症状是病情危重的反应之一。以下情况有可能属于危重症,需要高度重视:

1. 呕吐伴有发热,尤其是体温高于 39℃。

2. 呕吐物呈咖啡样或鲜红色血液。

3. 伴有黑色粪便或伴有腹泻。

4. 伴有胸部或腹部疼痛。

5. 伴有头痛或脖子僵硬。

6. 呕吐后出现明显的乏力或出现脱水迹象(意味着人体失去了太多的水分)。

脱水的迹象包括:①感到很疲倦(全身乏力);②口渴或口干舌燥;③肌肉抽搐;④头晕;⑤尿液呈深黄色,或者不需要排尿超过 5 小时。

三、应急处理

如果症状持续超过 1 天或 2 天以上,或者症状严重,需尽快前往急诊科就诊。在到达急诊科之前,可根据情况进行如下应急处理。

1. 呕吐物为血性或褐色 考虑可能为胃肠道出血,要禁食(不能服用食物)不禁药(包括饮水),如果患者为卧位,应保持侧卧位,以防呕吐物导致的窒息。

2. 伴有剧烈头痛　考虑为急性脑血管疾病可能,予以禁食,进食有可能造成误吸。如有条件测量患者血压并记录。

3. 伴有胸闷或胸痛　如考虑为急性心肌梗死,可给予阿司匹林300mg口服;如果不排除主动脉夹层则不宜给予阿司匹林等抗血小板药物,此时则需要控制血压与心率,在急救医生到达现场前,测量血压与脉搏(心率)并记录。

4. 伴有腹部疼痛　考虑可能为胃肠道感染或急腹症(危及生命的一类腹部疾病),如果身体感到疲倦无力,可现场予以补充含盐水分。如伴有腹部剧烈疼痛,应予以禁食,测量血压并记录。

5. 伴有高热或脱水迹象　可频服含盐水分或口服补液盐,有条件则测量患者体温、血压、血糖并记录。

四、中医应急处理

中医认为呕吐为胃气上逆,指压、针刺或隔姜灸相应的穴位可以缓解症状,可选择穴位有:合谷、内关、足三里、中脘、神阙(提示:神阙即是肚脐眼)(图1-15-1)。

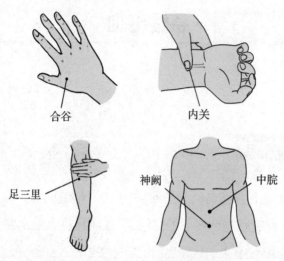

图 1-15-1　合谷、内关、足三里、中脘、神阙

五、注意事项

1. 呕吐并不一定是胃肠道疾病　呕吐是胃肠道症状，但不一定只是胃肠道疾病，各个系统的疾病都有可能引发胃肠道反应，出现急性呕吐。

2. 自服药物未缓解症状，尽早就医　急性呕吐可能是消化系统以外的严重疾病导致，如心脑血管疾病，此时需要尽早就医，明确病因，对症对因处理。

3. 呕吐物的检查可以辅助明确病因　呕吐物的检查可以帮助明确病因，如毒物检测，是否有出血等，明确病因有利于治疗，可由旁人或自己留取呕吐物，以便医疗机构检测。

第十六章　急性呕血

一、概述

呕血是指患者呕吐血液，由于上消化道（食管、胃、十二指肠、胃空肠吻合术后的空肠、胰腺、胆道）急性出血所致。呕血和黑便是上消化道出血的特征性表现，呕血一般都伴有黑便，而黑便不一定伴有呕血。呕血最常见的四大病因为：消化性溃疡、食管或胃底静脉曲张破裂出血、急性胃黏膜出血，胃恶性肿瘤。

二、快速识别

1. 以下迹象提示可能存在消化道出血

（1）呕血或呕出类似咖啡样的分泌物。

（2）大便呈焦油样或有血。

（3）感觉虚弱，头晕或昏昏欲睡。

（4）心跳加速。

（5）腹部疼痛。

（6）脸色比平常苍白。

2. 排除其他原因所致的黑便　铁剂、铋剂、某些中草药或进食富含动物血的食物也会造成粪便颜色变黑,需要前往医疗机构进行鉴别。

3. 呕血患者首先排除口腔、牙龈和鼻咽部出血,并注意与咯血相鉴别(表 1-16-1)。

表 1-16-1　呕血与咯血相鉴别

项目	呕血	咯血
出血途径	经食管呕出	经气管咯出
颜色及性状	无泡沫,呈暗红或咖啡色	泡沫状、色红
伴随物	混杂食物或胃液	常混有痰液
前驱症状	呕血前有上腹部不适及恶心	咯血前常有喉部瘙痒
出血后	黑便	血痰
病史	胃病或肝病史	肺病或心脏病史

三、应急处理

1. 恰当体位　患者呕血时,卧床休息,应采取半平卧或平卧位,头偏向一侧,暂勿搬动。

2. 保持气道通畅　嘱患者将口中的积血吐出,不要下咽,避免误吸。

3. 禁食　发生呕血或黑便,暂勿进食,为后续胃镜检查赢得时间。

4.拨打"120",尽快到就近的医院治疗。

四、中医应急处理

1.止血中成药　云南白药、三七粉、白及粉等均有止血作用,可在到医院急诊之前自服。

2.按压穴位或艾贴贴敷　取穴:足三里、内关、涌泉,可减少因出血导致的心理紧张(图1-16-1)。

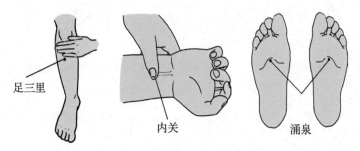

足三里

内关

涌泉

图1-16-1　足三里、内关、涌泉

五、注意事项

1.呕血发生前可能有腹痛症状,勿服用止痛药而加重胃肠负担。

2.呕血发生后勿进食食物,以免影响后续的胃镜检查。

第十七章　急性腹泻

一、概述

急性腹泻是指起病急骤,每天排便 3 次甚至 10 次以上,持续时间不超过 2 周的腹泻。粪便性状可为稀便、水样便、黏液便、脓血便或血样便,可伴有恶心、呕吐、腹痛或发热等全身症状。引起急性腹泻的病因比较复杂,包括急性肠道疾病、急性中毒等原因,其中感染是腹泻最常见的原因。急性腹泻在儿童中多见。

二、快速识别

急性腹泻一般预后较好,5 岁以下的儿童、老人和慢性病患者的急性腹泻死亡率明显高于无基础疾病的成年人。识别出严重症状及早就医可以减少意外发生。

出现下列任何情况之一应及时到医院急诊就诊:

1. 频繁呕吐,腹泻次数多(可达 10 次以上),有脱水迹象。脱水的早期特征包括目光呆滞,容易疲倦,口舌干燥,口渴,肌肉痉挛或抽搐,尿液颜色深黄,排尿次数明显减少或排尿量减少,站立或坐立后头晕。

2. 不能进食或饮水者。

3. 伴有发热者,尤其是出现高热或伴意识模糊者。

4. 粪便量多而稀薄,排便时常伴肠绞痛,或者排出稀水便、血便、黑便者。

5. 年龄小于 5 岁的患者、老年患者,或有慢性疾病病史(糖尿病、高血压等)。

三、应急处理

(一)饮食调节

急性腹泻患者一般不禁食,半流饮食为好,如生姜煮粥等。避免进食水果、牛奶、油腻食品,以防腹泻加重。粪便成形后,可逐渐恢复正常饮食。

(二)补充液体

腹泻会丢失大量体液,口服药物补液盐具有治疗作用;也可居家补充淡盐水或加糖淡盐水。

(三)药物治疗

1. 肠黏膜保护剂和吸附剂　有吸附肠道毒素和保护肠

黏膜的作用;常用药物:蒙脱石散,每次 1 袋,每日 3 次。

2. **益生菌** 肠道微生态失衡是成人急性感染性腹泻的常见诱发因素,可酌情给予益生菌进行治疗。

四、中医应急处理

1. **中成药口服** 藿香正气口服液、藿香正气丸、盐酸小檗碱片(黄连素),有一定疗效。

2. **敷脐疗法(外用)** 所采用的药物随辨证不同而有所区别,风寒泻以丁香、吴茱萸、肉桂、胡椒等温里药物为主,加五倍子收敛固涩;伤食泻以丁香、吴茱萸、肉桂等温里药为主,加白术健脾;湿热泻以黄连、葛根、黄芩等清热药为主,加木香理气。

3. **穴位按摩或艾贴贴敷** 取穴:中脘、足三里、天枢、归来(图 1-17-1)。

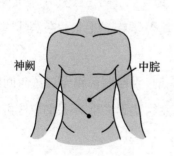
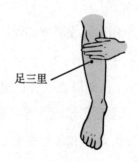

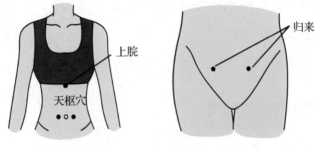

图 1-17-1　中脘、足三里、天枢、归来

五、注意事项

1. 不可盲目使用抗生素　急性腹泻最常见的病原菌为病毒或细菌，需要在医疗机构进行采血查白细胞，并进行粪便检查以明确是否有细菌感染。如无细菌感染，则不必使用抗生素，以免肠道菌群失调。

2. 不随意使用"退热药"　腹泻常伴有"发热"症状，如体温超过 38.5℃，可以服用"退热药"，需注意使用"退热药"后会出汗，加重脱水。因此，腹泻伴有高热，最好在医师指导下服用"退热药"。

3. 及时就医　急性腹泻时，当自服药物无法短时间缓解，需要到急诊或肠道门诊就诊，明确诊断，不及时就医可能延误病情，造成不良后果。

4. 避免不适当使用"止泻药"　腹泻时很容易想到止

泻药,止泻药可导致肠蠕动减少,延长肠道内容物的滞留时间,影响毒素排泄,故急性细菌性肠炎、肠梗阻等疾病不适合使用。常用的止泻药代表为洛哌丁胺,应在医师指导下使用。

第十八章　急性便血

一、概述

血液从肛门排出,粪便颜色呈鲜红、暗红或柏油样(黑便),均称为便血。便血多见于下消化道出血,特别是空肠、回肠、盲肠、结肠、直肠出血。上消化道出血时也会经过大便排出。便血的颜色取决于消化道出血的部位、出血量与血液在胃肠道停留的时间。

二、快速识别

主要是出血量初步估计,以下方法有助于初步判断:

1. 未见黑色大便,成人每日胃肠道出血 > 5 ~ 10ml,粪便常规体检潜血实验可出现阳性。

2. 出血量在 50 ~ 100ml 以上,可出现黑便。

3. 出血量 > 400ml,可出现心率、呼吸加快、头晕、全身乏力、晕厥等表现。

三、应急处理

无论便血有多少,均应就诊,查找病因,对因治疗。如果出血量大,可能危及生命,应前往急诊就诊或拨打"120";如果出血量少,应前往肛肠科或胃肠外科或普外科就诊;到达急诊就诊前可自行应急处理。

1. 因便秘引起肛门出血时,不要用力排便,可用开塞露润滑软化大便后将其排出,尽早医院就诊。

2. 出血量多时,将患者卧床(平卧或抬高下肢)休息,暂禁食。

3. 拨打"120",尽快到就近的医院治疗。

四、注意事项

便血初期,很多人不在意,延误诊治,造成严重后果。便血的原因很多,部分患者的便血是肿瘤并发症,如不检查很难发现。故出现便血时要重视,及时就医。

第十九章　急性高热

一、概述

体温升高超过正常范围,称为发热。按热度高低将发热分为低热(37.3 ~ 38℃)、中等度热(38.1 ~ 39℃)、高热(39.1 ~ 41℃)及超高热(41℃以上)。

发热是一种保护机制。机体体温升高,病原微生物活性和繁殖会失去活跃度,人体免疫系统的活力则随之增强,所以发热是人体的一种对抗病原微生物感染入侵的保护性机制反应。但体温过高或发热时间过长,易导致人体器官的功能受损。

二、快速识别

体温属于高热(39.1 ~ 41℃或以上),应尽快急诊就医。下列人员或状况只要有发热均应尽早就医:

1. 妊娠妇女。

2. 近期从中东地区、非洲、东南亚、拉丁美洲等地旅行回来或有疫区旅居史。

3. 近期从医院出院,或者接受了侵入性医疗操作。

4. 正在接受化学疗法。

5. 长期服用抑制人体免疫系统的药物,如类固醇（激素）和用于器官移植后抗排斥反应的药物。

6. 高热持续数小时不退。

7. 最近被昆虫叮咬后出现发热（尤其是夏季、雨季）。

8. 患有慢性基础疾病,例如糖尿病、心脏病、癌症、红斑狼疮或严重贫血。

9. 家庭或工作或生活场所成员出现聚集性发热（指短时间内出现 2 人以上发热相似症状者）。

10. 伴有以下临床情况之一　①皮疹；②呼吸困难；③剧烈头痛或颈部疼痛；④寒战或抽搐发作或烦躁；⑤剧烈腹痛或呕吐或腹泻；⑥胸闷或心悸；⑦皮肤组织出现红肿热痛；⑧其他严重影响生活质量的症状。

三、应急处理

高热者均应急诊就诊,尤其是在病情未明或发热持续时间较长或并发有其他疾病时。在到医院之前,以下措施有助于病情稳定。

1. 物理降温　物理降温相对安全。可用酒精、温水擦浴；

也可用冰袋或冷水袋置于前额、腋窝、腹股沟等部位降温，同时降低室温，则降温效果更为理想。

2. 多饮水（口服补液盐）　高热时多饮水。出汗时注意补充盐分，可以使用口服补液盐或淡盐水。没有糖尿病的人也可以使用糖盐水，以维持水、电解质的平衡。

3. 药物降温　服用布洛芬、对乙酰氨基酚等，注意服用退热药后需要及时补充水分。

四、中医应急处理

1. 中药沐足　高热时可用中药沐足以退热。推荐"沐足方"：羌活 30g，桂枝 30g，藿香 30g，生姜 30g，以上药物磨成粉末，放入适量热水中。沐足水温维持在 39 ~ 41℃，每次沐足持续时间根据患者体质及病情而定，沐足至汗透即止。

2. 大椎穴刺络拔罐　本方法一般由医生或护士或经过培训有经验的人完成。

叩刺方法：皮肤常规消毒，右手握针柄，以无名指、小指将针柄末端固定于小鱼际处，以拇指、中指夹持针柄，食指置于针柄中段上面，一般叩刺大椎穴。叩刺完毕，即在被叩刺部位拔罐，约 5 分钟后起罐，可见瘀血，以干净纱布擦拭干净。

3. 刮痧穴位　本方法可由有经验者处理完成。可选择风池、大椎、列缺、合谷、外关等穴（图 1-19-1）。

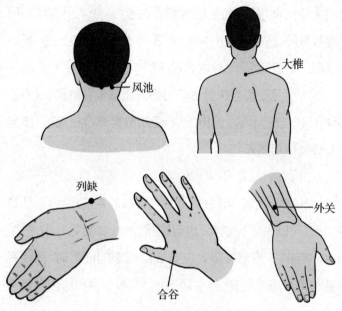

图 1-19-1　风池、大椎、列缺、合谷、外关

4. 中成药　如为流感可在医师指导下,选用连花清瘟胶囊(颗粒剂)、疏风解毒胶囊、金莲清热泡腾片、抗病毒口服液等。如为高热,也可选用安宫牛黄丸嚼服。

1. 使用"退热药"的时机是一个科学问题　发热是机体防御病原体的一项保护措施,因此过度退热会导致机体防御病原体的敏感性下降。短期内使用大量的退热药易导致患者因大汗出而虚脱,加之短时间大剂量、联合使用的退热药易导致胃肠、肝脏系统的损害,严重者出现胃肠道出血、肝功能衰竭。一般情况下,体温超过 38.5℃才考虑使用退热药。

2. 不要把激素当作退热药　糖皮质激素有抗炎、退热等多种作用,但它不是"退热药"。使用激素有严格指征,不能一发热就使用激素。

3. 没有依据,不使用抗菌药物　高热是机体的一种反应,其原因既包括感染性病因,也包括非感染性病因;即使是感染,既可以是细菌感染,也可能是病毒、真菌等感染;故发热并不等同于细菌感染。没有细菌感染的证据时,就使用抗菌药物会造成耐药,产生耐药的"超级细菌",给患者带来伤害。

第二十章 呼吸困难

一、概述

呼吸困难是常见急症之一,主要是指患者主观上感觉到空气不足或呼吸费力,客观上表现为呼吸频率、深度和节律的改变。引发呼吸困难的病因有很多,一般可分为肺源性呼吸困难、心源性呼吸困难、中毒性呼吸困难、血源性呼吸困难和神经精神性呼吸困难。

二、快速识别

以下标准可帮助判定呼吸困难和呼吸困难的程度。

1. 确定有无呼吸困难 正常成人的呼吸频度为 12 ~ 18 次/min,呼吸困难患者的呼吸频率加快,每分钟超过 24 次;或呼吸频率减慢,每分钟少于 10 次;呼吸深大或表浅;感觉呼吸费力,尽最大努力呼吸,却始终觉得空气不足。

2. 评估呼吸困难的程度 可采取以下三种方式:第一,上 3 层楼是很轻松的上去,还是歇一歇,还是需要扶着楼梯上去？以此可判断是否存在呼吸困难；第二，是否能够独立弯腰系鞋带？弯腰系鞋带过程中消除了膈肌的辅助呼吸作用，能够反映真实的呼吸困难情况；第三，吃饭时是否需要歇息？在进食吞咽时，气道是关闭的，若存在呼吸困难，进食吞咽时就会加重。

3. 呼吸问卷判断自身呼吸困难程度　可采用一种 mMRC 评分判断自身情况。问卷评分总共分为 5 级，0 级是只有在剧烈活动时才出现呼吸困难；Ⅰ级是在平地快走，或者爬坡时出现气短，呼吸困难；Ⅱ级是因为气短，在行走时比同龄人要慢，或者在行走的过程中需要停下来休息；Ⅲ级是患者在平地行走一百米的时候，需要停下来休息；Ⅳ级是患者因为严重的呼吸困难，很难离开屋子，或者在做穿脱衣服等日常的幅度动作时，就会招致呼吸困难。从以上分级来看，级别越高，则代表呼吸困难的程度越重，借此可对自身病情进行简单评估，及时就诊。Ⅰ级以上级别，第一就诊科室为急诊科。

三、应急处理

有呼吸困难的情况发生时，无论病因如何，即第一时间呼叫"120"到最近医院急诊科救治。在急救人员到来之前，可以进行以下处理。

1. 通风，保暖；如有氧疗装置给予吸氧。

2. 予以平卧位或坐位；保持呼吸道通畅，取出假牙，清理口腔分泌物。

3. 如有痰液阻塞气道者，家属可协助叩击患者后背部，将痰液咳出，从而改善通气功能。

4. 安慰患者，尽量让患者保持安静，避免情绪紧张导致气道痉挛，以防加重呼吸困难。

5. 如果不排除一氧化碳中毒（煤气中毒或天然气中毒），应立即将患者移到室外，脱离中毒现场，或关闭气阀并保持空气流通。

6. 有慢性呼吸系统或心血管系统疾病患者可在医师指导下酌情服用平喘、镇咳或强心药物。

7. 若出现呼吸、心搏骤停，应立即进行心肺复苏术，同时呼唤身边的人拨打"120"急救电话。

8. 如在吃东西时突发呼吸困难，可能是由于食物窒息所致，需紧急清理阻塞的气道。[详见第二章　异物阻塞气道（窒息）]。

四、中医应急处理

1. 平衡针　肺病穴（图1-20-1）（需针灸医师操作）。

2. 按压穴位或艾贴贴敷　穴位选择：大椎、至阳、内关（图1-20-1）。

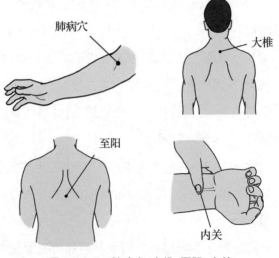

图 1-20-1　肺病穴、大椎、至阳、内关

五、注意事项

1. 自行服药延误就诊时机　成年人出现呼吸急促的表现，或伴有胸部不适感，切勿自行服药观察而延误就诊时机，应及早前往医疗机构或拨打"120"就诊。

2. 未识别危急信号，急救方式错误　婴幼儿、儿童或成人进食期间出现了呼吸困难、伴有声音沙哑或无法说话时，考虑气道异物梗阻，应禁止继续进食（包括固体食物或液体），立即应用气道异物解除急救法施救。

第二十一章　急性抽搐

一、概述

急性抽搐是人体突然出现的肌肉不随意运动,表现为骨骼肌的不随意收缩,是神经-肌肉疾病的病理现象,有以下几种:惊厥、强直性痉挛、肌阵挛、震颤、舞蹈样动作、手足徐动、扭转痉挛、肌束颤动、习惯性抽搐等。急性抽搐多是由于脑系疾病、传染病、中毒、颅脑损伤、癫痫、子痫、产后痉病、小儿惊风、破伤风、狂犬病等病引起。本部分内容主要是由惊厥、强直性痉挛这类疾病引起的以全身骨骼肌抽搐为主,甚至出现意识丧失的急症。

二、快速识别

出现以下任何一种形式,都要考虑患者出现急性抽搐。

1. 先意识丧失,后双侧肢体强直,手足抽动;这种呈序列形式,此属于强直-阵挛性发作。

2. 全身骨骼肌强直性收缩,发作时头、眼和肢体固定某一位置,躯干呈角弓反张,伴短暂意识丧失,以及面部青紫或呼吸暂停,此属于强直性发作。

3. 全身反复抽搐而身体的无强直,此属于阵挛性发作。

4. 突然发生意识丧失,随后意识迅速恢复,此属于失神发作。

5. 快速、短暂、触电样肌肉收缩,可遍及全身或局部某个肌群,此属于肌阵挛性发作。

6. 突然意识障碍和肌张力减低、跌倒,或仅表现为头或肢体下垂,此属于失张力发作。

三、应急处理

先要了解急救顺序,然后要了解如何应急处理。

(一)应急处理顺序

发现有人急性抽搐,请按以下顺序进行:

1. 拨打"120"急救电话。

2. 大声呼喊,请求他人支援。

3. 确保抢救环境安全。

4. 快速检查患者,确认患者是否已经心搏骤停,如属于心搏骤停,则立即进行心肺复苏术;若患者在抽搐时有胸部正常起伏,说明没有心搏骤停,则实施下列应急处理。

（二）应急处理

1. 发现有人抽搐发作，应立即扶住患者，缓慢放下，以免跌伤。

2. 对于已经倒地的患者，应摆放侧卧体位。

3. 抽搐时牙关紧闭，不可强制松解牙关，应在伤者的头部置入软垫，避免身体碰撞至坚硬物体；亦不可强制牵拉抽搐的肢体。

4. 保持呼吸道通畅，松开患者衣物并通风，擦拭去口角边的泡沫等。抽搐发作结束，立即评估气道有无异物（含口腔分泌物）和呼吸，如有异物或分泌物，侧卧位后给予清除，如无神志反应和呼吸，立即进行心肺复苏术。

5. 每隔 2 分钟重复检查患者意识呼吸等情况，如有异常即开始进行急救。

四、中医应急处理（抽搐时）

在医院之外或无其他急救措施时，可以尝试使用指压以下穴位，辅助终止抽搐；也可针刺下述穴位。

取穴：水沟（人中）、百会、内关（图 1-21-1）。

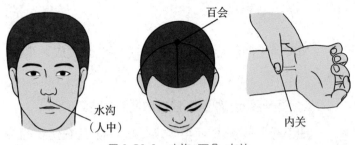

图 1-21-1　水沟、百会、内关

五、注意事项

1. 抽搐发作时不在口腔中填充物品

（1）为避免咬伤舌头，有人在患者抽搐发作时，撬开患者嘴巴，往患者嘴里填塞东西，这样很容易造成牙齿和软组织损伤。

（2）正确的做法是用软包或纱布包裹牙垫等硬物垫于上下牙齿咬合处，避免垫易碎物品。抽搐时强大的咬肌闭合有可能导致患者会咬断塞入的物品，而断裂物品有可能导致窒息，危及生命。

2. 抽搐发作时不牵拉患者四肢　　患者抽搐发作，一般为骨骼肌强直性收缩，而非自伤行为，牵拉四肢可能会导致患者肢体的肌肉拉伤或脱臼，甚至骨折。

第二十二章　急性中毒概述

一、概述

急性中毒是指有毒物质进入人体内,扰乱或破坏人体的正常生理功能,使人体发生功能性或器质性改变的过程。毒物种类繁多,不同的毒物对人体产生不同的毒害。有些毒物对人体的危害大,病情急骤,变化迅速,很快就会危及生命,必须尽快识别,并科学、及时地处理。

二、毒物的吸收途径

1. **经呼吸道吸收**　有毒有害物质经呼吸道(鼻、咽部、喉部)进入人体。

2. **经消化道吸收**　液态或固态的毒物污染手或食物后,可随食物进入消化道(食管、胃、肠道等);意外误食有毒物质、过量服用药物等,毒物进入消化道后主要由胃肠道吸收。

3. **经皮肤、黏膜吸收**　有些毒物可直接通过污染的衣服经皮肤吸收,一些脂溶性毒物(有机磷农药)可穿透表皮而到达真皮层,经血管和淋巴管吸收。毒物经黏膜吸收较快,多与呼吸道吸收中毒同时发生。

4. 经静脉和肌肉吸收　有些药物经静脉或肌内注射进入人体,引起机体过敏或中毒,发病迅速。

三、应急处理

发现有人可疑中毒,请按以下顺序进行急救:

1. 拨打"120",尽快到最近的医院急诊科进行救治。

2. 大声呼喊,请求附近人支援。

3. 确保抢救的环境安全,做好自我防护,尤其是气体中毒时,如煤气或天然气中毒,必须尽快脱离中毒现场。

4. 检查患者,并确认患者是否需要心肺复苏术,如拍打或摇晃患者肩膀并大声问:"你怎么了,你醒醒"。若患者无反应,5～10秒判断患者胸廓是否有起伏,若无起伏,则实施应急处理——心肺复苏术;若有起伏,说明患者有呼吸。

5. 患者有呼吸时要防止呕吐导致窒息,保持呼吸道通畅,患者体位予以侧卧位。

6. 保护现场,收集中毒的证据(如收集患者的呕吐物或排泄分泌物)。

7. 根据中毒类别进行进一步急救。

第二十三章 药物中毒

一、概述

药物中毒包括药物过量使用或使用途径不当，此时药物就成为毒物。药物中毒的途径一般根据给药途径不同，包括消化道吸收、静脉注射、肌内注射、皮下注射、呼吸道吸入等。

二、快速识别

药物中毒种类繁多，常见的有阿片类、镇静催眠类。

（一）阿片类药物中毒

阿片类药物常用的有：阿片、可待因、吗啡、罂粟碱、哌替啶（杜冷丁）、芬太尼等，主要作用是镇痛、解痉、止呕、止泻、麻醉辅助用药，这类药对中枢神经系统有先兴奋后抑制作用，但以抑制为主，用药后除有上述作用外，同时引起忘乎所以、飘飘欲仙等欣快感觉，因此中毒者易养成病态嗜好而成瘾。

1. **轻度急性中毒**　头痛、头晕、恶心、呕吐、兴奋或抑制，出现幻想、失去时间和空间的异常感觉。

2. **重度急性中毒**　中毒者皮肤湿冷、肌肉松弛，也可出现角弓反张（身体弯曲强直状态）。呼吸变浅变慢，继之出现叹气样呼吸，常并发肺水肿（肺泡组织被过多的水液充填）。

（二）镇静催眠药中毒

安眠药的种类也较多，包括苯二氮䓬类（如地西泮）、巴比妥类（如苯巴比妥）等，同一种药小剂量时为抗焦虑、镇静，大剂量时就有催眠、抗惊厥作用，中毒量可致呼吸麻痹而死亡。

1. **巴比妥类中毒**

（1）中枢神经系统：头痛、头晕、意识模糊、说话不清、步态不稳等。

（2）心血管系统：脉搏细弱、皮肤湿冷、血压下降，甚至出现休克。患者可出现少尿甚至无尿。

（3）低体温：常见于昏迷者，易引起心律失常，严重时出现心室颤动（心脏出现无效的搏动）导致死亡。

2. **苯二氮䓬类中毒**　抑制中枢神经系统功能较轻，主要是疲倦、头晕、言语含糊不清、意识模糊、步态不稳。

（三）其他药物过量中毒（含有毒性中药）

（1）呼吸系统：呼吸困难。

（2）心脑血管系统：胸闷、晕厥、头晕或抽搐发作。

（3）周围血管系统：脸、嘴唇、舌头或喉咙肿胀。

三、应急处理

除应按《急性中毒》的应急流程处理外，还可进行以下操作：

1. 口服中毒且神志清醒者，要尽快予以催吐。

2. 阿片类药物对呼吸中枢抑制作用十分明显，昏迷的患者应保持呼吸道通畅。如呼吸心跳停止，立即进行胸外心脏按压和人工呼吸。

3. 尽快送入医院治疗，尽早进行洗胃。一般在服毒后6小时内洗胃效果最好，即使超过6小时，由于部分毒物仍残留于胃内，多数情况下仍可洗胃。

4. 尽可能找到可疑中毒药物的瓶子和说明书，带给急救的医生供救治用参考。

5. 如怀疑为他人投毒，要及时报警。

四、中医应急处理

出现以下情况时可选用中医药学方法对症处理。注意：不要因为进行中医操作而影响到急诊就诊。

1. **胃肠道症状** 出现恶心、呕吐等，可指压内关，也可按摩腹部，刺激上脘、中脘、关元等穴位（图1-23-1）。

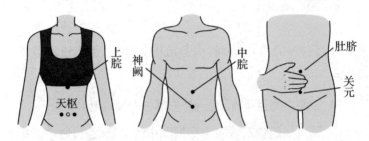

图 1-23-1　胃肠道症状中医应急处理常用穴位

2. **神经系统症状** 出现头痛、头晕等症状，可指压内关、太冲、太阳穴（图1-23-2）；如患者出现意识障碍，可指压水沟、百会穴等。

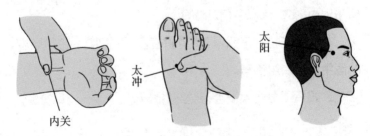

图 1-23-2　神经系统症状中医应急处理常用穴位

五、注意事项

有些药物中毒症状不典型,临床表现很隐蔽,容易造成病情不重、危害不大的错觉,自己处置或一时疏忽错失了及时前往急诊救治的时间,最终产生严重后果。建议怀疑药物中毒时,就立即到医院急诊就诊。

第二十四章　食物中毒

一、概述

食物中毒是指食用了不利于人体健康的食物导致的急性中毒性疾病。食物中毒多由进食被细菌或病毒污染过的食物而发病；致病菌种类较多，最常见的食物中毒是由沙门菌属的细菌、肠道病毒等引起的中毒，以夏、秋季最常见。

二、快速识别

中毒者常在进食后半小时到数小时内发病，常有多人聚餐而出现多人同时中毒的情况；表现为餐后出现恶心、呕吐、腹痛、腹泻等急性胃肠炎症状。呕吐物多为食物残渣，脐周疼痛，腹泻，大便一日数次至数十次不等。中毒严重者可因剧烈吐泻造成脱水、休克、呼吸衰竭而危及生命。

三、应急处理

1. 清醒患者，如果服用时间在 1 ～ 2 小时内，可使用催吐的方法。立即取食盐 20g 加开水 200ml 溶解，冷却后一次喝下，如果不吐，可多喝几次，迅速促进呕吐。也可用鲜生姜 100g 捣碎取汁用 200ml 温水冲服。也可用筷子、手指或鹅毛等刺激咽喉，引发呕吐。

2. 清醒患者，还可以导泻，适用于服用食物时间已超过 2 ～ 3 小时的患者，可服用些泻药，促使中毒食物尽快排出体外。一般用生大黄 20 ～ 30g 煎服；老年患者可选用元明粉 20g，用开水冲服，即可缓泻；也可采用番泻叶 15g 一次煎服，或用开水冲服，也能达到导泻的目的。

3. 清醒患者，如催吐、导泻未见明显好转，需要及时送到急诊科。

4. 不清醒患者，即拨打"120"，尽快送到急诊科。

5. 120 急救车来之前，使患者保持侧卧位，保护呼吸道通畅，如有呕吐分泌物及时从口腔中清除。

6. 尽可能明确摄入中毒食物的种类、时间及摄入量。

7. 保护现场，边救护边收集中毒者的呕吐物、剩余毒物、排泄物标本，送患者到院时一同带到医院，必要时作为标本检测。

四、中医应急处理

中毒轻症时可尝试中医应急处理。前文导泻时已经提到了生大黄、番泻叶、芒硝等。还有一些中医药方法可供家庭使用。

1. 中草药

（1）鲜生姜 50g，捣烂，开水冲服或水煎服；适用于表现为恶心、呕吐的食物中毒。

（2）鲜藿香 100g，捣汁用开水冲服，或用藿香 30g，水煎服；适用于表现为恶心、呕吐的食物中毒。

（3）紫苏 30g，水煎服；适用于表现为恶心、呕吐的食物中毒。

2. 中成药　胃肠道症状明显也可选用藿香正气丸、保济丸等。

3. 按压穴位或灸治　取穴：主穴取中脘、天枢、内关、足三里、神阙、关元等；配穴取合谷、上脘（图 1-24-1）。上述穴位既可以指压，也可以使用艾条灸治或隔姜灸。

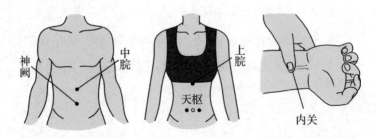

神阙　中脘　上脘　天枢　内关

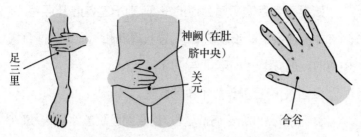

图 1-24-1　中毒轻症中医应急处理穴位

4. 推拿或按摩

（1）推拿止泻：揉神阙、气海，以腹内有温热感为度；按揉足三里、内关。每穴约 1 分钟；按摩腹部，按顺时针方向进行。

（2）推拿止痛：取穴中脘、气海（图 1-24-2）、天枢、足三里、大肠俞（图 1-24-2）等。采用按、揉等手法，能理气止痛（图 1-24-2）。

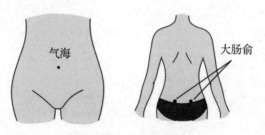

图 1-24-2　气海、大肠俞

五、注意事项

误区一：只要食物中毒就催吐或导泻。

如果患者吞咽了腐蚀性的东西，则不宜催吐及导泻，因为液体反流会进一步烧伤咽喉，导致疼痛和不适。急性食物中毒时出现腹泻，也不必再导泻了。

误区二：自己处理后不再到医院。

食物中毒后，无论病情轻重，均要到医院急诊就诊，进一步检查，了解中毒的具体情况，尤其是有无肝肾功能损害。

第二十五章　毒蛇咬伤

一、概述

目前,全世界共有蛇类 2500 种,其中毒蛇约 650 余种。中国蛇类有 160 余种,其中毒蛇约有 50 余种,有剧毒、危害巨大的有 10 余种,如金环蛇、银环蛇、眼镜蛇、眼镜王蛇、五步蛇、蝰蛇、竹叶青、蝮蛇、烙铁头、海蛇等。我国南方地区蛇害严重。

二、蛇毒中毒的识别

被毒蛇咬伤后,中毒者出现症状的时间、病情的轻重与毒蛇种类、蛇毒的剂量与性质、咬伤的部位、伤口的深浅及个人的抵抗力均有关系。毒蛇的排毒量越大,被毒蛇咬伤所引起的后果就越严重。

1. 神经毒致伤的表现　主要见于金环蛇、银环蛇、海蛇等。中毒者伤口见齿痕,局部无炎症表现,红肿不明显,出血不多,仅有轻微痒感或麻木感。中毒者可能出现恶心、呕吐、头晕、嗜睡及乏力。严重者出现眼肌麻痹、吞咽困难、呼吸困难、血压下降及休克，及全身瘫痪。如抢救不及时则最后出现呼吸及循环衰竭，中毒者可能迅速死亡。神经毒吸收快，危险性大，又因局部症状轻，常被人忽略。

2. 血液毒致伤的表现　主要见于五步蛇、蝰蛇、竹叶青等。中毒者伤口见齿痕，局部红肿、剧痛，伤口周围皮肤常伴有水疱或血疱、皮下瘀斑、组织坏死，并迅速向靠近心脏的部位发展，血流不止。随着毒素的蔓延，中毒者全身广泛性出血，如结膜下淤血、咯血、呕血、尿血、便血、颅内出血、心肌出血、黄疸等。部分中毒者可伴头痛、恶心、呕吐及腹泻，关节疼痛、高热等症状。

3. 混合毒致伤的表现　主要见于蝮蛇、眼镜蛇等。中毒者同时兼具神经毒及血液毒的症状。

三、应急处理

第一时间到能够治疗蛇伤的医院急诊科就诊。一般情况，每个城市只有 1～2 家对蛇伤治疗有经验的医院，最好先在网络上搜索本地能治疗蛇伤的医院，然后尽快转运到该院。

被蛇咬伤时一般不要等 120 急救人员到达，而是应该以最快的速度直接送到能治疗蛇伤的医院，其原因有二：①急救人员到现场需要时间,但这时抢救时间是非常宝贵的,不必等待;②非蛇伤治疗经验丰富的医院出车,对蛇伤治疗经验不足。

在送医过程中,可以进行以下自救:

1. 确认现场环境安全,毒蛇已离去或死亡,没有其他毒蛇,不会对中毒者及施救者造成伤害。

2. **紧急自救** 由于毒液的吸收与扩散很快,阻止毒液吸收是关键。

(1)受伤者要保持冷静,不要奔跑,将受伤肢体放低,避免因情绪激动而加速毒素的扩散。

(2)限制受伤肢体的活动,必要时可用夹板固定受伤肢体活动。被咬伤的身体部位过度活动可造成毒素扩散,因此最好采取由他人运送患者的方式,尽量避免伤者自行行走。

(3)早期处理,局部降温:最常见的被毒蛇咬伤的部位为四肢。被毒蛇咬伤后,为了减少静脉及淋巴液的回流,暂时阻止蛇毒吸收,应立即用绷带、布条类物品,在受伤部位近心端5～10cm处或者在伤指(趾)根部予以绑扎。有条件时,在绑扎的同时用冰块或者冰袋等敷于伤肢,或将伤肢、伤指浸入4～7℃的冷水中,3～4小时后再改用冰袋冷敷,持续24～36小时,以达到促使血管及淋巴管收缩,减慢毒素吸收的目的。护送途中应每隔15～20分钟松绑一次,每次松解时间1～2分钟,以防止肢体淤血及组织坏死。待伤口得到彻底清创处理并注射解毒药后才能解除绑带。

（4）如咬伤部位残留有毒牙要及时拔除，持续用流水冲洗伤口局部是一种简单而有效的现场自救与互救方法。

3. 伤口处理

（1）冲洗伤口：可选用 1∶5000 高锰酸钾溶液、0.3% 过氧化氢、生理盐水、肥皂水等冲洗伤口，冲洗后局部湿敷，冲洗时可用负压吸引。

（2）局部皮肤切开排毒：此法一般在医院进行，此处介绍仅供参考。以牙痕为中心作十字切开，深至皮下，然后用手从肢体的近心端向伤口方向及伤口周围反复挤压，边挤压边用清水冲洗伤口，促使毒液从切开的伤口排出体外。被特殊毒蛇咬伤（如蝰蛇、尖吻蝮蛇等）伤口出血不止者，不宜扩大创口。

4. 经过初步处理后至蛇伤治疗专科进一步治疗措施主要包括以下几种：

（1）局部解毒：用胰蛋白酶、抗蛇毒血清等在伤口及周围皮下进行浸润注射或环形封闭。

（2）抗蛇毒血清：是中和蛇毒的特效解毒药，应用根据致伤毒蛇种类选择特异性抗蛇毒血清，用前需做皮试，用药后迅速见效，应尽早（毒蛇咬伤后 48 小时内）足量应用。

（3）其他对症治疗和器官功能支持治疗。

四、中医应急处理

中医治疗蛇伤有悠久历史,很多地区的中医院都擅长治疗蛇伤。

1. 三棱针刺排毒 患处肿胀时,可对手指蹼间(八邪穴)或足趾蹼间(八风穴)(图 1-25-1)的皮肤进行消毒,用三棱针或粗针头与皮肤平行刺入约 1cm,迅速拔出后将患肢下垂,并由近心端向远端挤压以排出毒液。此法由专业医生和有经验的急救者执行。

此方法不适合尖吻蝮蛇、蝰蛇咬伤,使用后可能会出血不止。

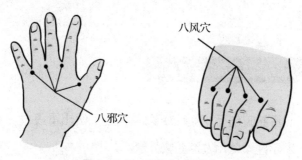

图 1-25-1 八邪穴、八风穴

2. 隔蒜灸破坏蛇毒 在毒蛇咬伤早期,可应用隔蒜灸以破坏蛇毒。具体方法为将约 0.3cm 厚、直径 4 ~ 5cm 的独头蒜片用针扎数个孔,平置于创口或咬伤处,上置圆锥形艾柱,点燃灸之,每次灸 3 ~ 5 壮,灸 2 ~ 3 次。

3. **拔罐减少蛇毒吸收** 用拔火罐的方法负压吸出伤口处的血性分泌物,达到减少蛇毒吸收和减轻局部肿胀的作用。此方法方便且执行容易,早期可应用。

4. **局部用药** 局部可运用具有清热解毒、消肿止痛作用的中草药鲜药或散剂、酊剂等外敷,如半边莲、金银花、马齿苋、重楼、八角莲、蒲公英、芙蓉叶、鬼针草、墨旱莲等新鲜中草药。可选择 1 ~ 2 种捣烂敷于伤口周围肿胀部位,或选择三黄散、金黄散、九味消肿拔毒散、七叶一枝花酊剂等外用。也可以用内服的蛇药片研末水调外敷。

5. **口服蛇伤中成药** 可以选用季德胜蛇药片、广东蛇药、吴江蛇药、上海蛇药、南通蛇药片、群生蛇药等,遵说明书使用。

五、毒蛇咬伤的处理误区

1. 毒蛇咬伤后,不建议用口吮吸伤口吸出毒液。

2. 不建议使用发泡药物外敷。

3. 毒蛇咬伤后,病情进展有缓有急,病情进展慢不等于病情不危重。任何蛇咬伤均应到最近能够诊疗蛇伤的医院急诊科就诊。

第二十六章　犬、猫等动物咬伤

一、概述

目前家庭中饲养的宠物多为犬、猫等，如果不慎被咬伤或抓伤，有潜在致命的风险，需要迅速进行处理。无论咬伤人的动物是否为健康动物，伤口都是越早处理越好，被咬者应尽快前往附近医院急诊科诊治。

二、应急处理

1. 确认现场环境安全　确保犬、猫等动物不会对被咬者及施救者造成二次伤害。

2. 清洁伤口　尽快用 20% 肥皂水或者 0.1% 苯扎溴铵反复冲洗，至少 30 分钟，注意两者不可以合用。冲洗要彻底，切勿挤压伤口。

3. 伤口消毒　清洗后用 70% 酒精、2% ～ 5% 碘酊消毒伤口。

4. 及时就医　初步处理后尽快就医。如果伤口比较大或者自己不好处理,应立即前往医院处理。

5. **按时按量接种疫苗** 对于已受伤一段时间而未接种狂犬病疫苗者,也应按接种程序接种疫苗。接种程序为:一般咬伤者于注射当日和第 3、7、14 和 28 天各注射一剂狂犬病疫苗,儿童注射治疗天数相同。严重咬伤者(如伤口在手指头,头颈部或多处受伤),在接种疫苗的同时,联合使用狂犬病免疫血清。注射前,务必告知医务人员伤者的过敏史。

6. **再次受伤者进行疫苗接种的方式** 全程接种疫苗后 1 年内的人,若再次被动物咬伤,应于咬伤当天和第 3 天各接种一剂疫苗。超过 1 年再次被咬伤者,应接种全程疫苗。若在 3 年内进行过加强免疫又被咬伤者,则应于受伤当天和第 3 天各接种一剂疫苗。超过 3 年者应接种全程疫苗。此外,对于无法证实受伤前后所用疫苗的效价者及免疫功能低下者,仍应进行全程免疫。

三、注意事项

人被犬、猫等动物咬、抓或舔伤后,切忌像被毒蛇咬伤一样对伤口进行挤压,以防病毒以更快的速度进入神经系统,加快发病进度。

第二十七章　蜂类蜇伤

一、概述

蜂的种类有很多,如蜜蜂、黄蜂、土蜂等,多成群居住在一起。其中,雄蜂没有毒腺及螯针,是不伤人的。工蜂的腹部末端有和毒腺相连的螯针,当螯针刺入人体时随即注入毒液。蜜蜂蜇人时,常将其毒刺遗弃于伤处;而黄蜂蜇人后则将螯针缩回,还可继续伤人。

蜂类毒液中主要含有蚁酸、神经毒素和组胺等,能引起溶血及出血,对中枢神经系统具有抑制作用,还可以使部分被蜇伤者发生过敏反应。

被蜂蜇伤后,轻者仅局部出现红肿、疼痛、灼热感,也可以有水泡、瘀斑、局部淋巴结肿大,数小时至 2 天内自行消失。如果身体被蜂群蜇伤多处,常引起发热、头痛、头晕、恶心、烦躁不安、昏厥等全身症状。蜂毒过敏者,可能会引起荨麻疹、鼻炎、唇及眼睑肿胀、腹痛、腹泻、恶心、呕吐,个别严重者可致使喉头水肿、气喘、呼吸困难、昏迷,终因呼吸、循环衰竭而死亡。

二、应急处理

蜂蜇后如出现快速过敏反应,即病情危重,需要立即送医。如情况不重或在送医过程中,可以自己先行处理。

1. 检查伤口,取出毒刺 一旦被蜂蜇伤,首先要仔细检查下伤口,若皮内留有毒刺,应尽可能小心地取出毒刺,注意不挤压毒刺,避免更多毒液释放至皮肤里。

2. 洗敷伤口 若被蜜蜂蜇伤后,因为蜜蜂毒液是酸性的,此时可以用肥皂水或者 3% 氨水、5% 碳酸氢钠液、食盐水等洗敷。

3. 服用抗过敏药物 如果出现过敏反应时,可以使用马来酸氯苯那敏片(扑尔敏)、氯雷他定口服,地塞米松软膏外用伤处,并尽快送医院急诊科救治。

三、中医应急处理

蜂蜇伤时用中药或中成药外敷,可以解毒、止痛、消肿。

1. 中草药 可选用的中草药包括:鲜马齿苋、鲜紫花地丁、半边莲、蒲公英、野菊花等,既可单用,也可一起捣烂敷患处。如无上述中药,也可用大蒜或者生姜捣烂,取汁涂敷患处。

2. 中成药 如新癀片、紫金锭、六神丸等药研末湿敷被蜇处。

四、注意事项

被无毒蜂类叮咬一般问题不大。被毒蜂叮咬后可能出现快速过敏反应,除服用过敏药物、紧急送医院之外,还需要关注有无引发喉头水肿(咽部发痒、呼吸不畅),此时要到最近的医院急诊科就诊,以免出现严重并发症(呼吸衰竭)。

第二十八章　蚊虫叮咬

一、概述

蚊子属于四害之一,全世界约有蚊子 3000 种,其中中国有 15 属 33 种及亚种。除南极洲外,各大陆皆有蚊子的分布。最常见的种类为伊蚊、库蚊和按蚊三类。雄性蚊子不吸血,雌性蚊子吸血,传播登革热、疟疾、流行性乙型脑炎等疾病。蚊虫孳生于水中,不同水质和积水类型孳生不同种类的蚊虫。治理和改造孳生地是防蚊的治本措施。

二、应急处理——药物外敷

蚊虫叮咬后,局部会出现红、肿、痒、痛等症状,以下药物(包括中药、中成药)外敷有助于减轻症状。

1. 碱性药物　可以用碱性物质外涂进行缓解,如小苏打加点水外涂。

2. 防过敏药物　当皮肤出现红、肿、痒、痛等情况时可使用复方醋酸地塞米松乳膏、艾洛松等外用抗过敏。

3. **中成药**　可以用花露水、风油精、紫草膏等外涂,以上方法可以起到止痒、消肿效果。

4. **草药**　可以使用鲜马齿苋、大蒜等取汁,涂擦患处,具有止痒消肿效果。

三、注意事项

1. 被叮咬后不要过度抓挠伤口,以免皮肤破损导致感染,特别是患有糖尿病、慢性皮肤病患者。

2. 蚊虫叮咬后如出现发热,要尽快到医院急诊科就诊,需要考虑由蚊虫叮咬引起的登革热、乙型脑炎等。

四、预防

蚊子有"趋食性",会对某些气息"情有独钟",如:汗腺发达、体温较高的人;喜欢穿深色衣服的人,如黑色衣服;新陈代谢快的人,如小孩;化过妆的人;孕妇以及饮酒的人等。以下介绍几种防蚊的妙招:

1. **常清理,保持家中干燥整洁**　水是蚊子的孳生地,要将家中容器里的积水及时清理掉,种养花草的容器也要时常清理。

2. **使用防蚊工具**　优先使用蚊帐、蚊拍、捕蚊灯等较安全的物理方法，其次再用蚊香、气雾剂、驱蚊剂等化学工具，大家可根据客观环境和条件选择使用。

3. 植物驱蚊　可在卧室摆放一两盆茉莉花、米兰、薄荷等，蚊子会因不喜欢这些植物的气味而躲避。

4. 药物驱蚊　放几盒揭盖的清凉油和风油精等。

第二十九章　急性扭伤

一、概述

扭伤是指四肢关节或躯体部位的软组织(如肌肉、肌腱、韧带等)损伤,可能伴有骨折、脱臼、皮肤破损等。主要表现为损伤部位疼痛、肿胀和关节活动受限,多发于腰、踝、膝、肩、腕、肘、髋等部位。在运动中较为常见,发生运动伤害时,应立即处理。

二、快速识别

很多部位都会发生扭伤,下文以脚踝扭伤为例,谈如何识别。

当一个人扭伤脚踝时,其踝关节会向某一特定方向过度扭转。发生扭伤时,韧带中的1条或多条被牵拉过度,甚至撕裂,这可导致疼痛和肿胀,使脚踝不稳定,以及使脚踝难以承重(图1-29-1)。

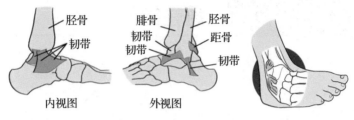

胫骨
韧带

腓骨
韧带
韧带

胫骨
距骨
韧带

内视图

外视图

图 1-29-1　脚踝扭伤识别方法

1. 脚踝扭伤症状　包括脚踝的疼痛、压痛、肿胀和瘀斑，少数人脚踝扭伤还会出现患侧足部难以向某些方向活动或脚踝无法承重。

2. 脚踝扭伤分级　踝关节扭伤一般分为Ⅰ～Ⅲ级，分级依据临床体征和功能丧失情况：

Ⅰ级扭伤源自韧带轻度拉伸，存在微观撕裂。患者有轻度肿胀和压痛。检查中无关节不稳，患者能够负重和行走，只伴轻微疼痛。

Ⅱ级扭伤更为严重，涉及韧带不完全撕裂。患者有中度疼痛、肿胀、压痛和瘀斑。患者负重和行走时疼痛。

Ⅲ级扭伤涉及韧带完全撕裂。患者有重度疼痛、肿胀、压痛和瘀斑。有严重的功能和活动度下降。患者不能负重和行走。

级别更高的扭伤涉及更严重的韧带损伤，但康复时间不一定与扭伤分级成正比。

3. 需要急诊骨科就诊的情况

（1）脚踝无法承重行走。

（2）脚踝有畸形或歪斜。

（3）脚踝不稳定（例如，爬楼梯时脚踝"打软"）。

（4）现场不能确定损伤的严重程度。

以上任何一种情况均要到急诊骨科或创伤骨科门诊就诊。

三、应急处理

急性扭伤的处理原则有五条：保护、休息、冰敷、压迫、抬高。伴有骨折、脱臼时，须由骨科医师治疗。以下仍以踝关节扭伤作为示范举例。

踝关节扭伤极为常见，其中大多是外侧踝关节扭伤。易在运动时发生。其多为扭伤，即至少一根韧带拉伤、部分断裂或完全断裂。急性踝关节扭伤后会导致患者数日无法工作，以及无法参加体育活动。

外侧踝关节扭伤的内在（即患者相关）危险因素包括：背屈受限、本体感觉减弱和缺乏平衡。主要的外在（即环境）危险因素是运动，室内运动的风险最高。

初始治疗：最初 2 ~ 3 日推荐休息、冷敷、加压包扎、抬高（英文为 rest, ice, compression, elevation, 简称为 RICE），

想着单词"RICE（大米）"，便很容易记住脚踝扭伤的治疗方法。其中每个字母分别代表：

休息（rest）：为了让脚踝休息，患者可以使用拐杖并停止足部活动，且能以正常步态行走前，都需要拄拐。

冷敷（ice）：用冰袋或冰冻矿泉水瓶冷敷脚踝，每 1 ～ 2 小时 1 次，每次 15 分钟。在头 48 小时内使用或者持续至肿胀缓解。

加压（compression）：加压主要是压迫的意思。用有弹性的绷带缠绕脚踝，以对它轻微加压，这有助于减轻肿胀和支撑脚踝。须注意：不应采取太大的压力阻断患侧足部的血供，以脚不感到麻木为宜。

抬高（elevation）：应保持患侧足部抬高到心脏水平以上。躺卧时可将患侧足部放在枕头或毯子上，坐位时可将其放在桌子或椅子上。

四、中医应急处理

1. 中药外敷　初期肿胀明显者，可外敷消肿化瘀散、双柏散、驳骨油纱等；中后期肿胀者，可外贴狗皮膏、伤湿止痛膏消肿。也可应用活血化瘀的中药如丹参、牛膝、红花、川芎等外用沐足。

2. 针刺止痛　一般有经验的医务人员根据损伤的部位

选择穴位治疗。

3. **放血疗法**　以针刺某些穴位或体表小静脉而放出少量血液的治疗方法，以促进局部组织祛瘀生新的目的。一般由有经验的医务人员执行。

五、急性扭伤注意事项

1. 扭伤后不宜继续负重行走。

2. 急性损伤早期不宜热敷止痛。

3. 急性损伤早期不宜推拿按摩。

■ 第二篇

自救互救常备品

　　人吃五谷杂粮,难免会生病,难免会有急症甚至危重症,居家或旅行在外,常备一些急救用品包括药物以备不时之需是十分有必要的。

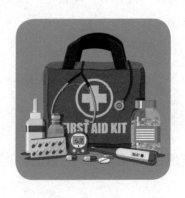

第一章　家庭急救常备品

日常生活中,发热呕吐,跌打损伤时有发生,建议每个家庭都准备一个急救工具箱,以便应对常见需要紧急处理的情况。准备家庭急救工具箱应遵循"简单、方便、实用、救急、易得"的原则。

一、常用器材类

1. **体温计**　供测量体温之用,家庭常用的体温计为玻璃水银体温计、电子体温计、红外线体温计。

（1）水银体温计:具有测量结果准确、稳定性高、价格低廉等特点,但易碎,体温计内含汞,破碎后溢出的水银对人体及周围环境有害,应妥善保管,避免折断。

（2）电子体温计:读数方便、测量时间短、不含汞,对人体及周围环境无害,但是示值准确度受电子元件及电池供电状况等因素影响。

（3）红外线体温计:最大优点测量速度快。每个家庭可根据自己的需求,选择性购买。需要注意的是红外线体温计也是有使用寿命的，一般在 5 年左右。

2. **血压计**　供测量血压之用，目前比较常见的是电子式和水银式血压计。虽然水银式血压计的测量结果比较准确，但在操作上可能比较困难，且水银会污染环境。电子血压计更为便捷，建议优先配置电子式血压计。

3. **血糖仪**　供测量血糖之用，糖尿病患者最好家中自测血糖，监测血糖的动态变化。各种型号血糖仪的血糖试纸并不能互相通用，故患者必须按照自己的血糖仪型号购买符合该型号的试纸，才能准确发挥检测作用。

4. **其他**

（1）**小型手电筒**：主要用来查看比较深的伤口或检查眼睛、喉咙、外耳道之类的问题，有时也可以用来检查瞳孔大小、对光反射等。注意手电筒的电池使用寿命，需要定期检查与更新。

（2）**圆头剪刀**：比较安全，可用来剪开胶布或绷带，必要时也可用来剪开衣物。

（3）**非必备，可酌情准备物品**：医用一次性手套、止血带、医用镊子、止血钳等。

二、敷料类

1. **酒精棉或 75% 酒精**　急救前用来给双手或钳子等工

具消毒。

2. 口罩　既可阻断传染性疾病传播,也可以防止施救者被感染。

3. 一次性手套　可以防止施救者被感染。

4. 消毒纱布　用来覆盖伤口。它既不像棉花一样有可能将棉丝留在伤口上,移开时,也不会牵动伤口。

5. 绷带　绷带具有弹性,用来包扎伤口,不妨碍血液循环。2寸的绷带适合手部,3寸的适合脚部。

6. 三角巾　又叫三角绷带,具有多种用途,可承托受伤的上肢、固定敷料或骨折处等。

7. 棉签　用来清洗面积小的出血伤口等。

8. 冰袋　置于瘀伤、肌肉拉伤或关节扭伤的部位,令微血管收缩,可帮助减少肿胀。流鼻血时,置于伤者额部,能帮助止血。一般放于冰箱冰冻层。

9. 安全扣针　固定三角巾或绷带。

10. 胶布　纸胶布可以固定纱布,由于不刺激皮肤,适合一般人使用;氧化锌胶布则可以固定绷带。

11. 创可贴　覆盖小伤口时用。

12. 保鲜纸　利用它不会紧贴伤口的特性,在送医院前包裹烧伤、烫伤部位。

13. 消毒纸巾或湿巾　用于清洁皮肤,杀菌消毒,撕开包装直接涂擦皮肤即可。

三、常用应急药品

（一）外用药

1. **消毒液**　用于伤口的消毒。常备药物如：0.9% 生理盐水、碘酒、碘伏、75% 酒精等。

2. **止血药**　用于如皮肤表面伤口，如刀伤、划伤等的初步止血。常备药物如：云南白药。

3. **烫伤药物**　用于日常烫伤的紧急处理。常备药物如：湿润烧伤膏、氧化锌油等。

4. **其他**

（1）止痒清凉油：用来祛风镇痛、通窍消肿、活血止痒、用于伤风鼻塞、头晕头痛、肌肉扭伤、蚊虫叮咬、舟车晕浪的外敷油。常备药物如：保心安油、风油精、薄荷油等。

（2）止痛膏类：祛风散寒，祛湿通络，活血止痛。多用于关节痹痛、跌扑闪挫等症。现代多用于风湿性关节炎、类风湿性关节炎、外伤性关节炎、颈神经根炎、颈椎骨质增生、关节扭伤、软组织挫伤等。常备药物如：活络油、跌打镇痛膏等。

（二）内服药

建议咨询医生后备用及使用，初次使用时一定要在医生或药师指导下服用。

1. 心血管急救药物 有心血管疾病者或家有 60 岁以上老人的家庭建议备 1 ~ 2 种心脑血管急救药物,当出现胸闷、心悸等情况时,立即遵说明书用药。常备药物如:丹参滴丸、硝酸甘油片、保心丸、安宫牛黄丸等。

2. 退烧药 常备药物如:布洛芬、对乙酰氨基酚,这两种药物是世界卫生组织(WHO)推荐的两种退热药,也是较为安全的退烧药。

(1)布洛芬:可用于婴幼儿的退热,缓解由于感冒、流感等引起的轻度头痛、咽痛及牙痛等。按体重一次口服 5 ~ 10mg/kg,需要时每 6 ~ 8 小时可重复服用,每 24 小时不超过 4 次。优点:退热平稳且持久,控制退烧时间平均约 6 小时左右,最高可达 8 小时。而且它对于 39℃ 以上的高热退烧效果比对乙酰氨基酚要好。缺点:有轻度的胃肠道不适,偶有皮疹、耳鸣、头痛、影响身体凝血功能及肝脏转移酶升高等副作用,也有引起胃肠道出血而加重胃溃疡的报道。一般多用于 3 岁以上高热的孩子。

(2)对乙酰氨基酚:对乙酰氨基酚是儿科临床最常用的退热剂,也是世界卫生组织(WHO)推荐 2 个月以上婴儿和儿童高热时首选退热药。用法:每千克体重 10 ~ 15mg/ 次,每 4 ~ 6 小时 1 次,每 24 小时不超过 4 次。优点:吸收快速而完全,口服 30 分钟内就能产生退热作用。副作用相对比较小,对胃肠道基本没有刺激,对血小板功能以及凝血功能没有影响,没有肾毒性,所以安全性比较高。而且它可与牛奶、果汁同服。缺点:退烧虽然起效快,但控制体温的时间相对其他药物要短,控制退烧时间约为 2 ~ 4 小时。

3. 止泻药　止泻药是指控制腹泻的药物。通过减少肠道蠕动或保护肠道免受刺激而达到止泻作用。适用于剧烈腹泻或长期慢性腹泻,以防止机体脱水、水盐代谢失调、消化系统营养障碍疾病的发生。常备药物如:蒙脱石散、盐酸小檗碱(黄连素)等。提示:蚕豆病(葡萄糖 -6- 磷酸脱氢酶缺乏症的俗称)患者不可服用小檗碱。

以上建议家庭急救药箱中储备的药品是常用的基础类用品,准备常用应急药品时尽量选择非处方药。如感冒、头痛等常见疾病或轻度烧烫伤等突发状况,均可在家中及时处理。如家中有婴幼儿、老人或患有特殊疾病的患者,可咨询医务人员,根据需要有针对性地开出适合自己家庭的急救箱清单。同时家庭急救药箱应每 3 ~ 6 个月检查一次有没有过期的药品。

第二章　旅行急救常备品

　　旅行急救常备品主要是针对旅行及户外活动时应急使用，应遵循"便携、实用、救急、安全"的原则。

一、常用器材类

　　1. **体温计**　供测量体温之用，旅行常用的体温计为玻璃水银体温、电子体温计、红外线体温计。

　　2. **其他**　小型手电筒、圆头剪刀、医用一次性手套、止血带、医用镊子、止血钳等。糖尿病患者需要携带血糖仪以监测血糖。高血压患者需要携带电子血压仪以监测血压。

二、敷料类

　　1. **酒精棉**　急救前用来给双手或钳子等工具消毒。

　　2. **手套、口罩**　可以防止施救者被感染。

　　3. **消毒纱布**　用来覆盖伤口。它既不像棉花一样有可能将棉丝留在伤口上，移开时，也不会牵动伤口。

4. **绷带**　绷带具有弹性,用来包扎伤口,不妨碍血液循环。2 寸的适合手部,3 寸的适合脚部。

5. **三角巾**　又叫三角绷带,具有多种用途,可承托受伤的上肢、固定敷料或骨折处等。

6. **棉签**　用来清洗面积小的出血伤口。

7. **冰袋**　置于瘀伤、肌肉拉伤或关节扭伤的部位,令微血管收缩,可帮助减少肿胀。流鼻血时,置于伤者额部,能帮助止血。

8. **安全扣针**　固定三角巾或绷带。

9. **胶布**　纸胶布可以固定纱布,由于不刺激皮肤,适合一般人使用;氧化锌胶布则可以固定绷带。

10. **创可贴**　覆盖小伤口时用。

11. **保鲜纸**　利用它不会紧贴伤口的特性,在送医院前包裹烧伤、烫伤部位。

12. **消毒纸巾**　用于清洁皮肤,杀菌消毒,撕开包装直接涂擦皮肤即可。

三、常用应急药品

(一)外用药品

1. **外用止痛药**　风湿膏、红花油、云南白药气雾剂。

2. 普通外用　风油精、清凉油。

3. 外用消炎、消毒药　酒精、碘酒、碘伏、高锰酸钾等。

（二）内服药品

1. 止泻药　蒙脱石散、盐酸小檗碱（黄连素）等。

2. 预防中暑药物　藿香正气水或藿香正气丸等。注意：藿香正气水因含有酒精成分，不可与头孢类、甲硝唑等药物同服。

3. 抗过敏药　赛庚啶（二苯环庚啶）、扑尔敏（氯苯那敏）、苯海拉明等。注意：所有抗过敏药服用后易产生困倦欲睡，服用后严禁驾驶。

4. 感冒类药　新康泰克、速效伤风胶囊、银翘片、白加黑感冒片（氨酚伪麻美芬片Ⅱ/氨麻苯美片）等。注意：感冒类药物对胃肠道有刺激作用，如有消化性溃疡、糜烂性胃炎等慢性胃肠道疾病患者，建议慎用。

需要强调的是，外出旅行不可能携带所有物品，所以请根据前往的地点，路途的时长等综合考虑急救包的备物。如有慢性病，每日服用的药物必须携带。经常检查各种药物及物品的生产日期和保质期，确保急救包内所有药品都在保质期内，防止过期误服造成更大的危险。

急

救

知

识

■ 第三篇

传染病个人防控

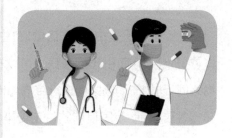

第一章　传染病基础知识

2020 年，"新型冠状病毒肺炎"疫情在全球暴发。全国人民众志成城，齐心战疫，最终成功控制了疫情。这其中，不仅有政府的正确领导、医务人员的拼命付出，也需要普通公众的积极配合。所以，对于普通公众来说，掌握一些必备的传染病防控知识非常有必要。

一、传染病相关概念简介

1. **传染病**　是由细菌、病毒、寄生虫等病原体寄生在人体（或动物体）而引起的疾病。可以在人与人之间，人与动物之间，动物与动物之间进行传播。传染病分为急性传染病和慢性传染病，我国目前的法定传染病有甲、乙、丙三类，共40 种。

2. **感染**　是病原体侵入机体后与人体相互作用相互斗争的过程。

3. **隐性感染**　又称亚临床感染，指病原体进入人体后，仅引起机体发生特异性免疫应答，病理变化轻微，临床上无任何症状、体征、甚至生化改变,只有通过医学免疫学检查才能发现。

4. **显性感染** 又称临床感染,是指病原体进入人体后,不但引起机体发生免疫应答,而且通过病原体的致病作用或机体的变态反应,使机体发生组织损伤导致病理改变,出现临床特有的症状、体征。

5. **病原携带状态** 指病原体侵入人体后在人体内生长繁殖,并不断排出体外,而人体不出现任何疾病表现的状态,此种状态下的感染者是传染病流行的重要传染源。

6. **潜伏性感染** 病原体感染人体后,寄生在机体某个部位,机体的免疫功能使病原体局限而不引起发病,但又不能将病原体完全清除,病原体潜伏于机体内。

7. **散发** 指在一定地区内某传染病的发病率呈历年一般水平,各病例间在发病时间和地点方面,无明显联系的散在发生。

8. **流行** 指某种传染病的发病率显著高于当地常年发病率数倍,一般 3 到 10 倍。

9. **大流行** 指某传染病在一定时间内迅速蔓延,波及范围广泛超出国界或洲界。

10. **暴发** 是传染病病例的发病时间高度集中于一段短时间之内,通常为该病的潜伏期内,这些病例多由同一传染源或同一传播途径所引起,如流行性感冒、新型冠状病毒感染。

11. **季节性传染病**　某些传染病的发生和流行受季节的影响,在每年一定期间出现发病率升高的现象,这种传染病称为季节性传染病。

12. **地方性传染病**　由于受地理气候的自然因素或人们生活习惯等社会因素的影响,某些传染病仅局限在一定地区内发生,这种传染病称为地方性传染病。

二、传染病防控三要素

传染病在人群中的传播必须具备传染源、传播途径和易感人群三个基本环节。传染病防控必须针对这三要素。

(一)控制传染源

1. **传染源**　传染源是指体内有病原体存在并繁殖,能将病原体排出体外的人或动物,包括患传染病的患者、无临床症状但携带病原体的人(带菌者或带毒者)和被感染的动物。其中,已患传染病的患者是最重要的传染源。

2. **控制传染源**　控制传染源指将传染源控制在流行的范围内,不让它传染到其他区域。

3. **控制传染源的措施**　控制传染源的措施是隔离传染源(包括患者、疑似患者或可能传染病的动物等),一旦发现确认为传染源必须马上隔离。

对于具有传染性的患者来说,必须隔离治疗;对于疑似患者和病原体携带者要进行隔离观察。如传染源为动物,即来自动物性传染源,要果断采取消灭办法,例如为预防发生禽流感,只要禽类发病,有可能传染给人,所有当地区域可能发生禽流感的禽类应按照国家防疫要求全部扑杀。

(二)切断传播途径

1. **传播途径** 传播途径是指病原体从传染源到易感人群的传播过程。

2. **常见的传播途径** 水传播、土壤传播、空气、飞沫传播、经节肢虫类传播和经人体直接传播等。

3. **切断传播途径** 切断传播途径就是采取一定的措施,阻断病原体(病毒、细菌等)从传染源转移到易感人群的过程,从而防止疾病发生。

切断传播途径的具体措施包括:对环境进行消毒,勤洗手等,并根据不同的传播途径采取不同的防疫措施。如肠道传染病由于病原体从肠道排出,应对粪便、垃圾、污水等进行处理;呼吸道传染病则要戴口罩、通风等。

(三)保护易感人群

1. **易感人群** 易感人群是指对某种传染缺乏免疫力,易受该病感染的人群和对传染病病原体缺乏特异性免疫力,易受感染的人群。一般而言,新发现的传染病感染人群都是易感人群。人群中易感者多,则人群易感性高,容易发生传染病流行。

2. 保护易感人群

(1)预防接种疫苗:提前接种疫苗,体内产生保护性抗体,可以有效保护易感人群。每种疫苗接种后多久才能产生有效抗体是有所不同的。如接种流感疫苗后,一般需要15天左右的时间产生有效的保护性抗体;注射狂犬病疫苗后,要15~20天才产生抗体,1个月左右抗体水平才能达到高峰,才能有效防止发病。

(2)易感人群杜绝主动与被动接触传染源机会:新型冠状病毒肺炎疫情期间我国的防疫措施,可以作为保护易感人群范例。此次传染源是此前从未有过的新发病毒,故全部人群均为易感人群。此次疫情存在很多没有症状的"隐性感染者",也携带病毒并可传染给其他人。为了杜绝传播,保护易感人群,我们对易感人群进行了相对隔离,易感人群佩戴口罩,做好手卫生等,杜绝主动与被动接触传染源的机会。

三、常见传染病的传播途径有哪些？

（一）经飞沫传播——呼吸道传染病最主要传播方式

呼吸道传染病的病原体存在于呼吸道黏膜表面的黏液中或纤毛上皮细胞的细小碎片里，当传染源（患者、隐性传染者）在咳嗽、打喷嚏，甚至在正常呼吸、说话时，病原体的黏液飞沫（一般体积较小），吸附到易感人群的呼吸道中，造成传播。

这些携带有病原体的飞沫在空气中悬浮的时间长短一般不等。如果通风条件不佳，或空中悬浮物较多时，停留时间可延长。飞沫传播的范围仅限于患者或携带者周围的密切接触者，这是呼吸道传染病家庭、单位和社会聚集性发病的原因。

以飞沫传播的常见传染病有：新型冠状病毒肺炎、严重急性呼吸综合征（severe acute respiratory syndrome，SARS）、流行性感冒、肺结核、流行性脑脊髓膜炎、百日咳等。

（二）接触传播

接触传播也是最常见的传播方式，包括直接接触传播和间接接触传播两种方式。

直接接触传播指传染源与易感者接触而未经任何外界

因素所造成的传播。例如,性病、乙型肝炎、狂犬病、鼠咬热等。间接接触传播又称日常生活接触传播,是指易感者接触了传染源的排泄物或分泌物,或接触了被传染源污染的日常生活用品而造成的传播。其中被污染的手在接触传播中最为常见。例如,接触被肠道传染病患者的手污染了的食品,经口可传播痢疾、伤寒、霍乱、甲型肝炎;被污染的衣服、被褥、帽子可传播疥疮、癣等;儿童玩具、文具可传播白喉、猩红热;洗脸用被污染的毛巾可传播沙眼、急性出血性结膜炎;大小便器可传播痢疾、滴虫病;动物的皮毛可传播炭疽菌病、布鲁菌病等。

间接接触传播所引起的传染病,病例既可呈聚集性发作,也可散发。一些传染病尤其是呼吸道传染病、肠道传染病都可通过接触来传播。注意个人卫生,与他人保持适当距离,佩戴口罩,勤洗手等是减少接触传播的关键措施。

(三)医源性传播

医源性传播是指在医疗、预防工作中,人为地造成某些传染病传播,称为医源性传播,属于接触性传播。

医源性传播既有因患病的医务人员给易感诊疗时造成了传染病传播,也有因为消毒不合格,让一个易感者接受了被污染的医疗设备或血液制品等造成了传染病传播。

（四）母婴传播

母婴传播又称垂直传播，是指在产前期内孕妇将病原体传给胎儿。母婴传播的关键是经胎盘传播，即受感染的孕妇经胎盘血液使胎儿受感染。经胎盘传播的有风疹、乙型肝炎、腮腺炎、麻疹、水痘、巨细胞病毒感染及虫媒病毒感染、梅毒等病。如孕妇在怀孕早期患风疹，往往使胎儿遭受危害，使胎儿发生畸形、先天性白内障。

（五）其他传播方式

上述的传播方式基本涵盖了传染性疾病的主要传染方式，下面介绍一些传播方式是医学上常提到的，与上述方式有一定的重叠。

1. 经水传播　一类是由饮用粪便污染的水之后而引起的疾病传播，另一类是由于与"疫水"（有病原体的水体）接触而引起的疾病传播。常见的经水传播疾病有霍乱、伤寒、细菌性痢疾及甲型肝炎等。

2. 经食物传播　一种原因是食物本身含有病原体，另一种原因是食物在不同条件下被污染。食物本身含有病原体的情况：如疯牛病、甲型肝炎。

3. 虫媒及其他动物传播　主要是指通过节肢动物如苍蝇、蟑螂、蚊子、蜱虫、老鼠等造成的疾病传播，经常传播的疾病有立克次体病、疟疾、鼠疫、丝虫病、流行性乙型脑炎、登革热。

4.经土壤传播 如人粪施肥使肠道病病原体或寄生虫虫卵污染土壤,如钩虫卵、蛔虫卵等;某些细菌的芽孢可以长期在土壤中生存,如破伤风、炭疽、气性坏疽等,若遇皮肤破损,可以经土壤引起感染。

第二章 传染病个人防护要点

　　传染病防控的关键是做好个人与家庭的防护,其中保持环境整洁、做好手卫生,佩戴口罩等都是很重要的,尤其要做好细节,细节决定成败。

一、洗手是减少传染病接触性传播的关键措施

　　人人都洗手,是不是人人都会洗手呢? 那可不是。有关洗手的几个关键知识简述如下。

　　1. 以下情况需要洗手

　　(1)公共场合接触后(如接触公共物品、礼仪握手、拥抱等)。

　　(2)咳嗽、吐痰、打喷嚏或接触自己或他人分泌物(如唾液、痰液、呕吐液、排泄物等)后。

　　(3)进食食物前后或给他人喂食前后。

　　(4)揉搓眼睛、口腔等身体黏膜部位前。

　　(5)佩戴及脱除口罩前后。

　　(6)下班前、入家门口后、如厕后、接触动物后、接触脏

物后。

（7）接触发热及可疑呼吸道感染的患者后。

2. 用什么来洗手　当然用水来洗手。除了水之外，还需要辅以肥皂、香皂和洗手液等，这样更能干净地清除手部的病原微生物。

3. 正确洗手的方法　在流动水下将双手充分的淋湿，将双手均匀地涂抹上香皂／肥皂／洗手液搓出泡沫，认真揉搓双手至少15秒，部位简称"内外夹弓大立腕"。详细步骤如下：

（1）内：掌心相对，手指并拢，相互揉搓。

（2）外：手心对手背沿指缝相互揉搓，交换进行。

（3）夹：掌心相对，双手交叉指缝相互揉搓。

（4）弓：双手指相扣，弯曲手指，使关节在另一手掌心旋转揉搓，交换进行。

（5）大：一手握另一手大拇指，在掌心旋转揉搓，交换进行。

（6）立：将五个手指尖并拢在另一手掌心旋转搓擦，交换进行。

（7）腕：螺旋式擦洗手腕，交换进行。

用洗手液洗搓了上述7个部位后，要在流水下彻底冲净双手，然后用干净毛巾或纸巾擦干双手（图3-2-1）。

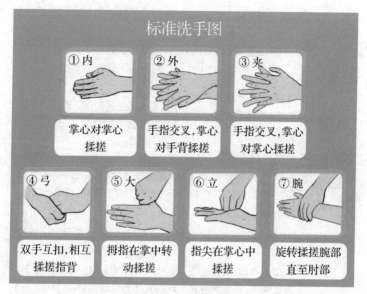

图 3-2-1　标准洗手图

　　＊特别注意：戴戒指、手表和其他装饰品的部位，也需彻底清洗，防止"漏网之鱼"。

二、佩戴好口罩是基本的防护手段

　　以前，佩戴口罩的大多是医务人员和一些职业需要的特殊人群。新型冠状病毒肺炎流行期间，佩戴口罩成为主动防疫的重要措施，以下就有关口罩及佩戴口罩，公众应该知道的知识做一下介绍。

1. 口罩的分类、用途及有效性（表 3-2-1）

表 3-2-1　口罩的分类、用途及有效性

种类	用途	有效性
纱布口罩	保护呼吸道免受有害粉尘、气溶胶、微生物及灰尘伤害。	防病毒过滤效果只有20%～30%，不能用于医学防护。
一次性使用医用口罩	普通环境下的一次性卫生护理，或者致病性微生物以外的颗粒如花粉等的阻隔和防护。	对致病性微生物的防护作用不确切（缺少对颗粒细菌的过滤要求）。
外科医用口罩	能阻止血液、体液和飞溅物传播（标准的外科医用口罩分3层：外层有阻水层，可防止飞沫进入口罩；中层有过滤层；近口鼻的内层用于吸湿）。	(1)用途：医护人员在有创操作过程中佩戴的口罩。(2)过滤效率：在空气流量(30 ± 2)L/min条件下，对空气动力学中直径(0.24 ± 0.06)μm氯化钠气溶胶的过滤效率不低于30%。(3)细菌过滤效率：在规定条件下，对平均颗粒直径为(3 ± 0.3)μm的金黄色葡萄球菌气溶胶的过滤效率不低于95%。(4)不易燃性性能：移离火焰后继续燃烧不超过5秒。
医用防护口罩	为自吸过滤式医用防护口罩。适用于医疗工作环境下，高风险人员过滤空气中的危险颗粒物、细菌；阻隔飞沫、血液、体液、分泌物等，具备防止手术中血液喷溅渗透的功能。	过滤效率：在空气流量(85 ± 2)L/min条件下，对空气动力学中直径(0.24 ± 0.06)μm氯化钠气溶胶的过滤效率不低于95%。

2. 识别

只要中文产品名称中没有"外科""防护"等字样的医用口罩,都是普通级别的医用口罩。区分医用外科口罩和医用防护口罩要靠阅读:产品说明、产品名称的标识;国家规定:医用防护口罩标注所符合的国家标准号:GB19083-2010;医用外科口罩标注符合的医用标准号:YY0469-2011;普通医用口罩标注的注册产品标准号:YY0969-2013,上述防护能力由高而低。

3. 选择

(1)对于一般公众,建议戴一次性使用医用口罩。

(2)人员密集场所的工作人员(机场、飞机、车站、火车、地铁、公交、超市、餐厅等)及从事警察、保安、快递等行业的从业人员,以及居家隔离及与其共同生活人员,建议佩戴医用外科口罩或防护口罩。

(3)发热门诊就诊的患者及陪同家属,建议佩戴医用外科口罩或防护口罩。

4. 正确佩戴一次性医用口罩 / 医用外科口罩 一次性医用口罩 / 医用外科口罩的正确使用方法如下:

(1)佩戴口罩前,先进行手卫生,洗手 / 用含酒精成分的免洗洗手液抹手(按七部洗手顺序进行)。

(2)将口罩罩住鼻、口及下巴(有颜色一面向外,鼻夹向上(或褶皱朝下)。

（3）上下拉开褶皱，将口罩覆盖口、鼻、下颌。

（4）将双手指尖沿着鼻梁金属条，由中间至两边，慢慢向内按压，直至紧贴鼻梁。

（5）适当调整口罩，使口罩周围充分贴合面部。

5. 正确佩戴医用防护口罩

（1）一手托住防护口罩，有鼻夹的一面背向外。

（2）将防护口罩罩住鼻、口及下巴，鼻夹部位向上紧贴面部。

（3）用另一只手将下方系带拉过头顶，放在颈后双耳下。

（4）再将上方系带拉至头顶中部。

（5）将双手指尖放在金属鼻夹上，从中间位置开始，用手指向内按鼻夹，并分别向两侧移动和按压，根据鼻梁的形状塑造鼻夹。

（6）检查防护口罩密闭性：双手捂住口鼻快速呼气或吸气，应感觉口罩略有鼓起或塌陷，若感觉有气流从鼻梁泄漏，应重新调整鼻夹，若感觉有气流从两侧泄漏，应进一步调整头带位置。

6. 使用口罩注意事项

（1）使用医用防护口罩或外科口罩时防止口罩鼻夹处形成死角漏气，降低防护效果。

（2）外科口罩只能一次性使用。

（3）口罩潮湿后应立即更换。

（4）口罩受到患者血液、体液污染后应及时更换。

（5）每次佩戴防护口罩进入工作区域之前，应进行密合性检查。

7. 正确摘除口罩

（1）使用后的口罩，禁止用手触摸口罩的正面。

（2）摘口罩前，先进行手卫生。

（3）双手拉住口罩的挂带，摘下口罩，放入专用塑料胶袋，系紧袋子，放入垃圾袋中处理。

三、发热门诊就诊注意事项

体温超过 37.3 ℃称为发热。发热时就诊的科室一般是发热门诊。发热门诊里患者可能包括一些传染性疾病患者，就诊发热门诊时需要注意防护，以减少患者间的相互传播。

（1）发热时在家要多喝水，如有寒战要注意保暖。

（2）就诊时，患者及陪同人员佩戴外科医用口罩，做好自身防护。

（3）携带病历，如实向医生提供详细的病情，尤其是与疫区相关的接触史、旅行相关资料等。

（4）候诊期间保持安静，减少走动和聚集，避免交叉感染。

（5）废弃物请丢入有盖垃圾桶内（脚踩开盖），痰液请先吐入纸内后再丢入垃圾桶，保持室内整洁，使用卫生间请及时冲净，并清洗双手。

（6）回家后，及时脱下衣物，清洗或悬挂在阳台，晾晒通风。

四、发热类疾病（含）中医药自用方

1. 根据临床表现可选用的中成药

（1）乏力伴胃肠不适：藿香正气胶囊（丸、水、口服液）。

（2）乏力伴发热：金花清感颗粒、连花清瘟胶囊（颗粒）、疏风解毒胶囊、防风通圣丸（颗粒）。

2. 根据临床患者症状辨证开出中医预防方

（1）平素体质偏寒者，推荐方：苏叶10g，藿香10g，苍术5g，玄参10g，桔梗10g，淡豆豉10g。

用法：将上述药方加500ml水，水开后小火煲煎半小时至200ml（约一小碗），日一剂，温服，服用3～5天。

（2）平素体质偏热者，推荐方：生薏仁20g，玄参10g，桔梗10g，桑叶5g，连翘10g。

用法：将上述药方加500ml水，水开后小火煲煎半小时至200ml（约一小碗），日一剂，温服，服用3～5天。

五、传染病期间出行的注意事项

1. 在人流密集的公共场所应佩戴口罩,特别是乘坐公共交通工具时。

2. 条件允许的情况下,可选择步行、骑自行车或自驾出行。

3. 避免接触有发热、咳嗽等症状的人,至少保持 1m 以上的距离。

4. 咳嗽、打喷嚏注意礼仪,用纸巾或屈肘将口鼻完全遮住,千万不要用手捂住口鼻。

5. 减少接触公共场所的公共物品,避免用脏手触摸口鼻、揉眼睛等。

6. 勤洗手,可以随身自备含消毒成分的免洗洗手液、消毒湿巾等物品。

7. 尽量避免参加各类聚会。

六、外出回家的注意事项

传染病流行期间,到发热门诊或传染病专科门诊 / 医院回家后建议如下动作以减少污染机会。

1. 回家后,用肥皂 / 香皂 / 洗手液彻底洗净双手。

2. 脱下外衣、外裤,挂在阳台等通风处晾晒。

3. 洗手，双手拉住口罩的挂带，摘下口罩（禁止碰触口罩的外层部分）；在防护物资紧缺的情况下，可将佩戴时间短、未接触可疑传染患者或传染患者的口罩挂在通风处晾晒后适当延长使用时间。

4. 洗头洗澡。